KB275385

습관성형

습관 성형

이지수 지음

몸이 변하고 인생이 바뀌는
습관 훈련 다이어트

날다

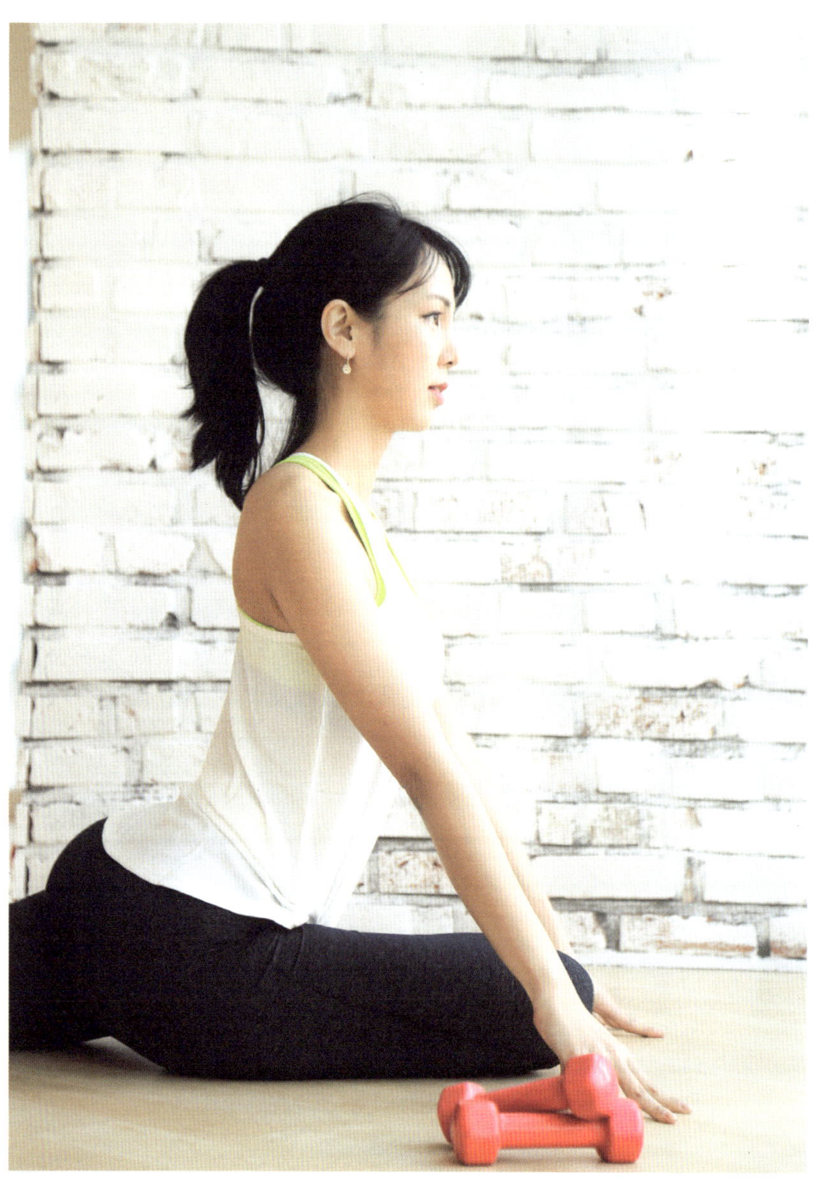

"저는 사람들에게 살을 빼야만 행복해진다는 논리를 강요하고 싶지는 않아요.
그보다는 즐거운 마음으로 사람들을 '건강한 다이어트의 길'로 유혹하고 싶어요.
저도 그렇게 다이어트의 길로 들어왔거든요!"

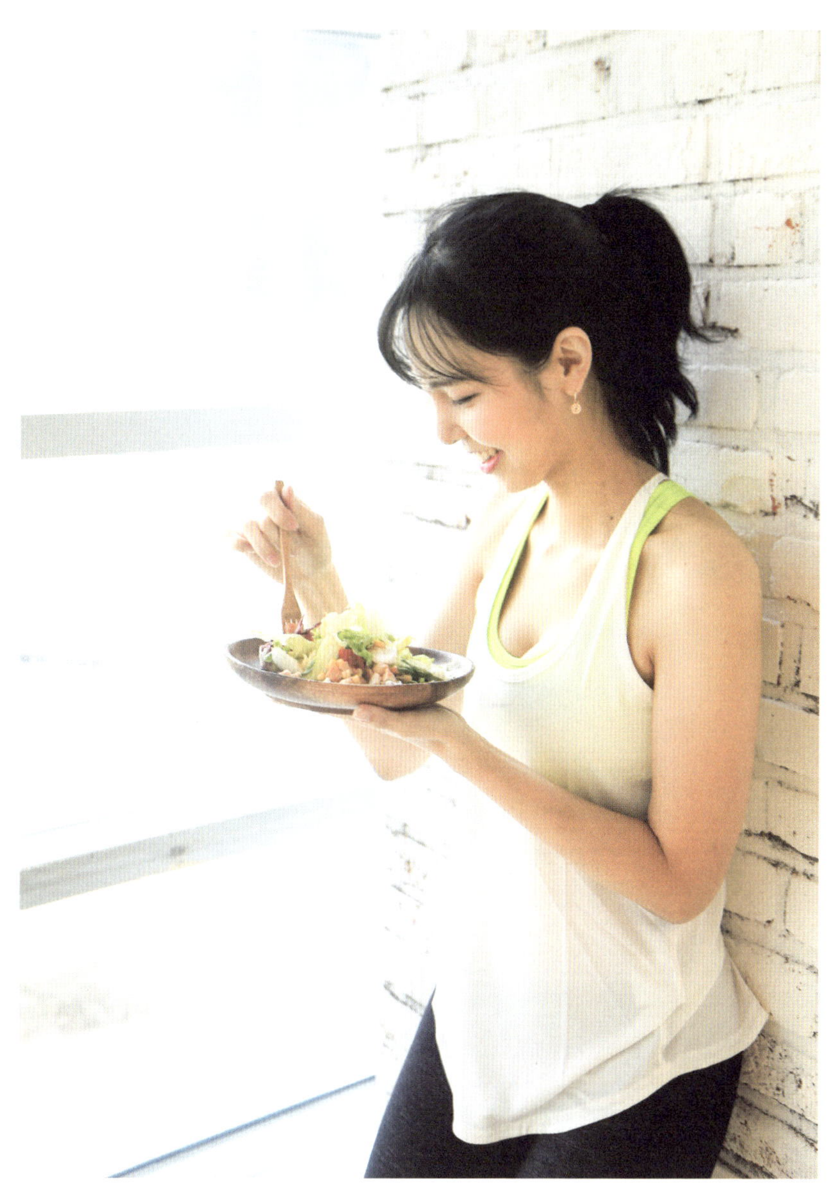

"내가 좋아서 몸에 좋은 음식을 먹고, 좋아하는 운동을 하는 것이지
억지로 하는 것이 아니에요."

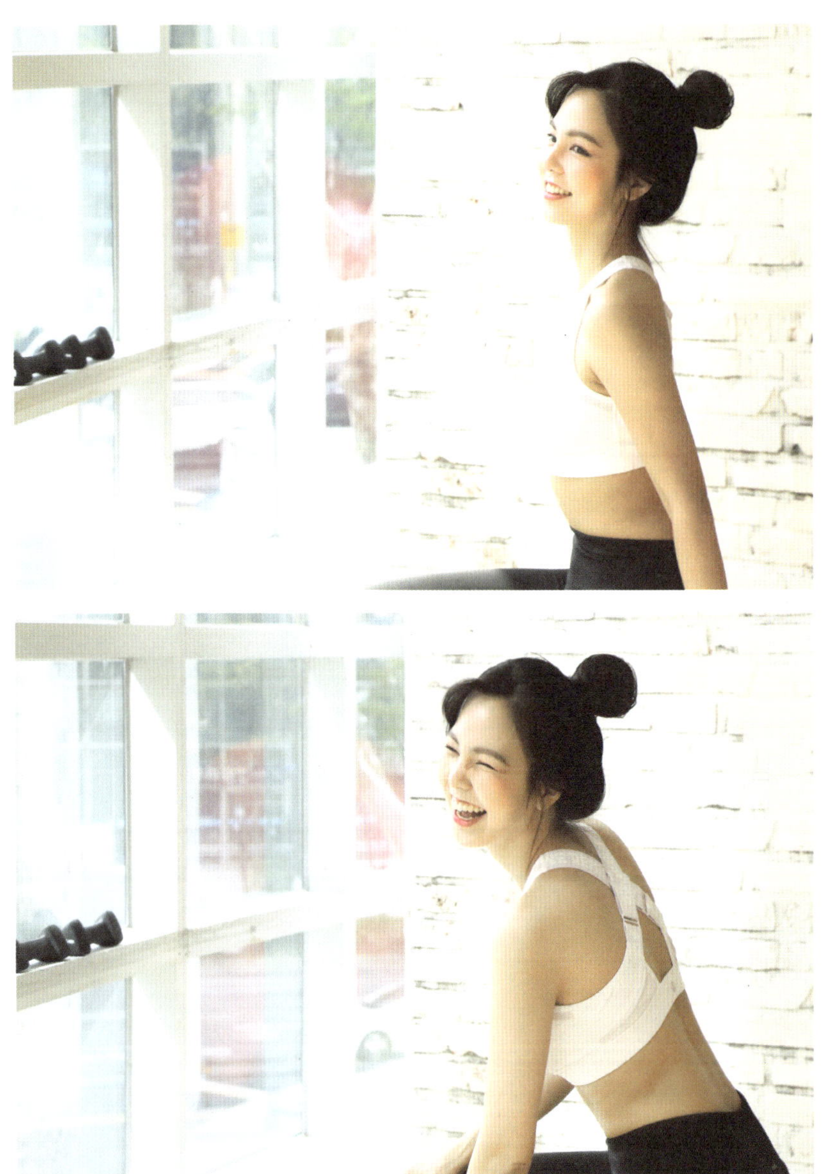

"벼락치기 다이어트로 얻은 몸은 진짜 내 것이 아니라 잠시 빌린 거예요.
완전히 내 것인 몸을 얻으려면 평생 가는 다이어트 습관을 만들어야 하고,
그러려면 진짜 원하고 좋아해야 해요."

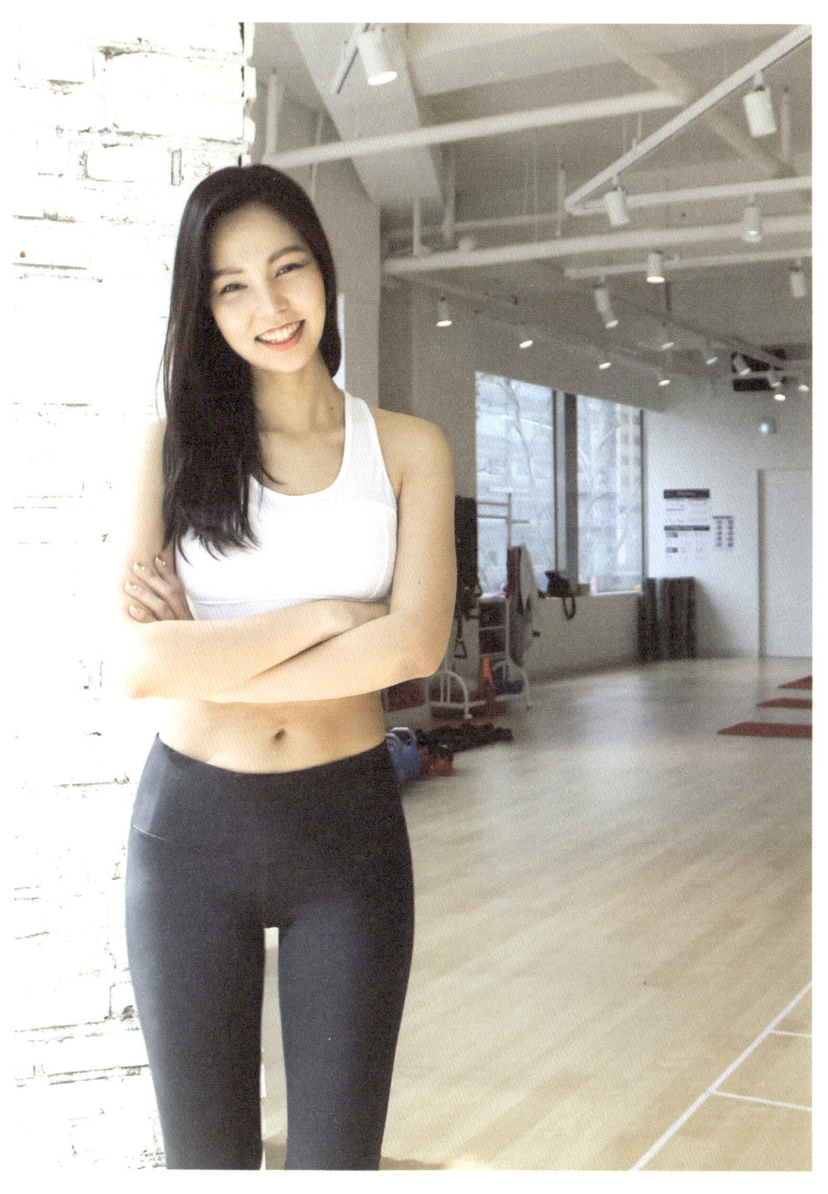

"입맛을 바꾸고, 좀 더 움직이는 요령을 체득하고,
부정적 감정에서 빨리 빠져나오는 연습을 하는 전 과정이 바로 '습관 성형 다이어트'랍니다.
이제 다이어트 대신 습관 성형해 보아요."

CONTENTS

PROLOGUE 습관 성형이 답이다   11

PART 1 습관 성형 이해하기

다이어트가 아니다. 습관 성형이다   20

습관이 만들어지는 원리   24

습관 성형 4단계 전략   28

습관 성형 레벨 점검하기   41

나의 습관 성형 연대기   50

**PART 2 습관 성형 실천하기
식습관 성형**

과식을 부르는 습관 점검하기   68

언제 먹을까?   86
내 몸이 음식물을 필요로 할 때!

무엇을 먹을까?   95
양질의 균형 잡힌 식단을!

얼마나 먹을까?   111
내 몸이 필요로 하는 양을!

어떻게 먹을까?   120
당, 나트륨, 지방을 줄여 담백하게!

PART 3 습관 성형 실천하기
운동 습관 성형

잘못된 운동 강박 점검하기   132

언제, 어떤 운동을 할까?   142

어떻게 운동할까?   145
운동 습관 삽입술

고민 부위별 운동 습관 성형   150
  - 뱃살
  - 팔뚝 살
  - 허벅지 살
  - 종아리 살
  - 가슴

PART 4 습관 성형 실천하기
마인드 성형

마인드 성형이 필요한 이유   188

다이어트 초반기(시작~1개월)   190
: 정의와 목표 세팅하기

다이어트 중반기(2~6개월)   202
: 나만의 매력 개발하기

다이어트 후반기(6개월 이후)   209
: 정체기 다루기

사회에서 다이어터로 살아남기   214

EPILOGUE 책을 마무리하며   226

SUCCESS STORY   228
습관 성형 다이어트를 통해
몸이 변하고 삶이 바뀐 생생한 후기!

	2010년의 나	2017년의 나
키/몸무게	169cm / 70kg 이상	169cm / 50kg 초중반 유지
좋아하는 음식	초코 청크 브라우니, 치즈 케이크	그린 스무디, 볶은 콩을 넣은 요거트
좋아하는 운동	숨쉬기 운동(연체동물과 맞먹는 무근육자)	가벼운 조깅, 계단 오르기, 등산, 요가, 골반 교정 스트레칭
좋아하는 카페 메뉴	휘핑크림 올린 자바칩 프라푸치노	루이보스 바닐라 티
건강 상태	양치할 때 잇몸 출혈 잦음, 햇빛 알레르기, 빈혈, 허리와 어깨 통증, 무릎에서 소리 남, 생리통 심함, 만성 위염, 환절기 비염	이상 무(가끔 자극적인 음식 먹으면 복통 있음, 장이 예민하게 반응)
패션 스타일	무릎까지 오는 긴 상의와 긴 바지의 조합	딱 맞는 원피스 또는 스포츠 레깅스
과식 후 대처	- 죄책감에 시달리며 자포자기 '오늘은 망했으니 먹고 싶은 거 다 먹고 다이어트는 내일부터' - 만회하기 위해 다음 날 단식 > 다시 폭식하는 악순환 반복	- 과식의 원인 점검 '나 요즘 스트레스받는 일이 있었나?' '다이어트를 너무 급하게 했나' - 자책 대신 과식한 상황을 이해하고 건강한 습관으로 복귀
미의 기준	49kg이 되는 것	스스로 땀 흘려 만든 당당한 몸

습관 성형이 답이다

'이게 나라고…?'

얼마 전 책상을 정리하다 서랍 가장 구석에 숨어 있던 7년 전 사진 뭉치를 발견하고 새삼 놀랐다. 아무리 시간이 오래 지났다 해도 사진 속의 내 모습은 완전히 다른 사람 같았기 때문이다. 꽤 오래 잊고 살았던 당시의 나는 토실토실한 얼굴에, 후덕한 살집을 가진 뚱뚱한 소녀였다. 그런데 나를 놀라게 한 건 외모의 변화만이 아니었다. 사진을 유심히 보면 볼수록, 지금과는 달라도 너무나 다른 생활 습관이 그대로 드러나 있었던 것이다.

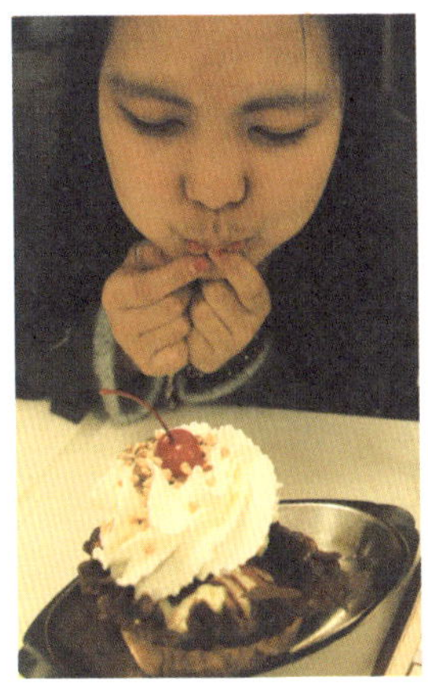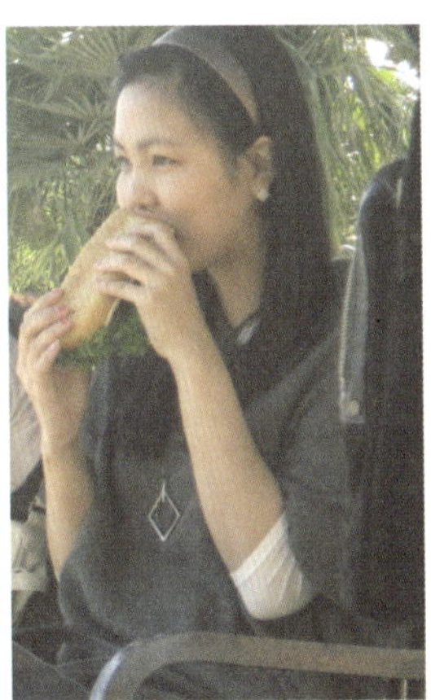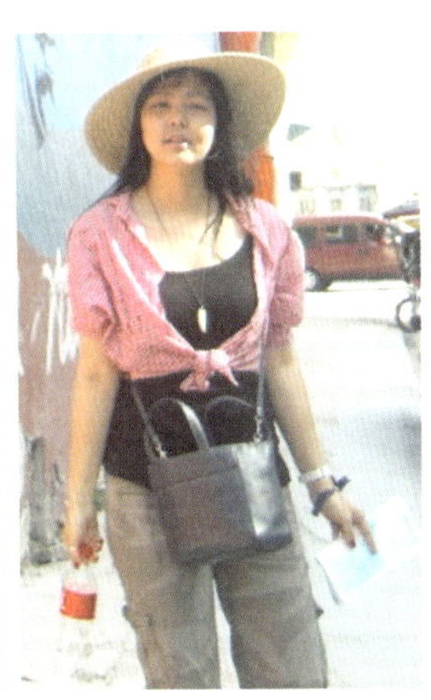

휘핑크림이 잔뜩 올라간 초콜릿 케이크를 입에 넣기 직전의 사진, 길에 앉아서 성인 남성의 팔뚝만 한 샌드위치를 우걱우걱 먹는 사진, 한 손에 빈 콜라 병을 들고 있는 사진도 여럿이었다. 늘 펑퍼짐한 옷을 입고, 하체를 가리기 위해 반드시 긴 상의와 긴 바지만을 고수했던 사진 속의 나. 낯설어도 너무 낯설다. 도대체 7년 사이에 내게 무슨 일이 있었던 걸까?

때는 2009년, 꿈 많고 욕심 많던 20대 초반의 나는 집안 사정이 어려웠음에도 무리해서 교환학생 생활을 시작했다. 해외에서 공부해 보고 싶다는 버킷리스트를 성취한 기쁨도 잠시, 난생처음 경험하는 타국에서의 생활은 언어의 장벽에 막혀 난항에 빠졌다. 영어로 진행하는 전공수업은 거의 알아들을 수 없었다. 성적은 폭락했고 한국에서는 한 번도 받아 보지 못한 학점을 받게 되었다. 자존감이 바닥으로 떨어졌다. 스트레스에 시달리면서 감정적으로 기댈 곳이 없던 나를 유일하게 위로하는 것은 음식이었다.

아침에 눈을 뜨면 치즈 케이크를 먹으면서 하루를 시작했다. 큰 오븐 가득 브라우니를 구워서 앉은 자리에서 끝을 볼 때까지 쉬지 않고 먹은 적도 있다. 새벽에 화장실을 가기 위해 일어난 그 잠깐 사이에도 뭔가 먹을 것이 없나 냉장고를 열어 볼 정도로 틈만 나면 먹고, 눈에 보이는 대로, 손에 닿는 대로 정말 '닥치는 대로' 먹었다.

하지만 음식이 주는 위로도 잠시, 한 학기가 지날 때쯤 한국에서 가져왔던 옷이 하나도 맞지 않는 것을 깨달았다. 음식은 더는 위안이 아닌 스스로에게 가하는 폭력으로 변해 있었다. 몸 여기저기 빨갛게 가로줄의 튼 살이 생겼지만 먹는 것을 멈추지 못했다. 위안이 필요하지 않아도 먹고 있었다. 끊임없이 먹는 것이 이미 습관이 되어 버린 것이다.

음식을 보면 자동반사적으로 먹고 싶어 하면서도, 그런 내 모습을 한심하게 흘겨보는 또 다른 내가 있었다. 식욕 하나 통제하지 못한다는 사실에 좌절하고 자책하면서도 그 스트레스를 푸는 방법은 오직 음식뿐이라 다시 폭식을 하고 마는 악순환이 반복됐다. 하지만 그 악순환의 고리를 어떻게 끊고 나와야 하는지 알지 못했다. 유행하는 다이어트라면 가리지 않고 시도해 보았지만 일주일을 넘기지 못했다. 그랬던 내가 7년이 흐른 지금, 어떻게 되었을까?

한때 70kg이 넘게 나가던 몸무게는 6년 넘게 50kg대를 유지 중이다. 늘 분신처럼 손에 쥐고 있던 탄산음료는 입에도 대지 않는다. 카페에 갈 때면 메뉴판에서 허브차부터 찾는다. 음식을 살 때는 영양 성분표부터 확인한다. 과식하는 날도 있지만 습관적으로 과식하지 않는다. 과식을 한 다음 날이면 언제 그랬냐는 듯 평소의 리듬으로 돌아온다. 잠들기 네 시간 전에는 먹지 않는다. 어쩌다 야식을 먹은 후에도 자책하거나 단식으로 만회하려고 하지 않는다. 평소 식습관대로 돌아올 뿐이다. 맛있는 음식이 생기면 사람들과 나눠 먹는다. 배가 부르면 남긴다. 그리고 이 모든 것은 강한 의지를 발휘해 억지로 참는 것이 아니다. 즐거운 마음으로 기꺼이 나의 식습관을 가꾸고 있다.

살을 뺀 이후로 도대체 어떻게 다이어트를 했냐는 질문을 수없이 받았다. 특히 식단 관리는 어떻게 했는지, 운동은 어떤 걸 했는지에 대한 질문이 대다수였다. 그러고 보니 나 자신도 궁금해졌다. 상습적 폭식, 운동 기피, 낮은 자존감, 부정적 자아상…, 온갖 나쁜 습관의 종합 세트였던 내가 어떻게 이토록 다른 사람이 되었는지 곰곰이 생각해 보았다.

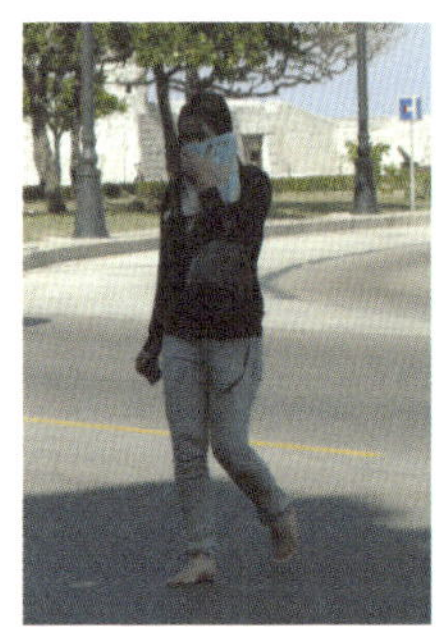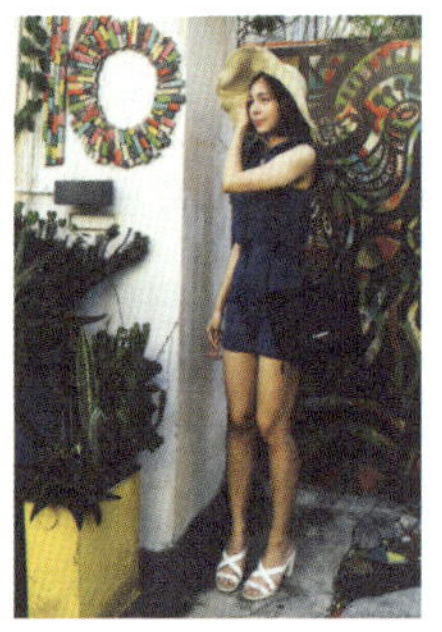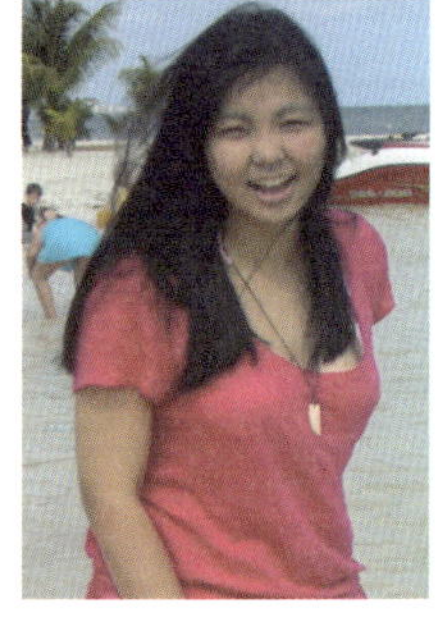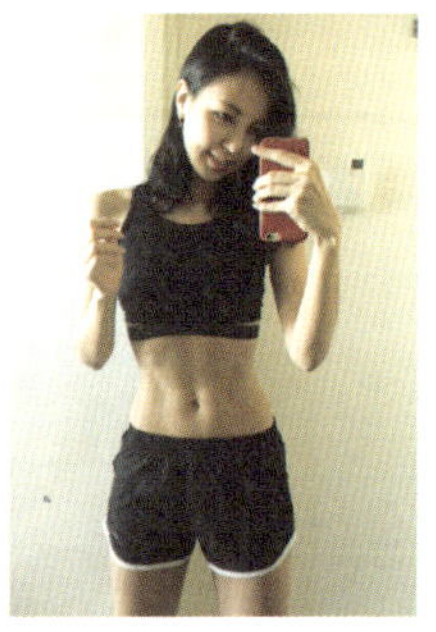

2009년 72kg ▶ 2016년 52kg

2010년 전후로 번번이 실패했던 기존의 다이어트와는 근본적으로 다른 몇 가지 시도가 있었고, 그 시행착오들을 통해 습관을 바꾸고 유지하는 법을 조금씩 터득했다. 내가 과거의 나쁜 습관을 고치고 건강한 습관을 만든 과정에는 특정한 패턴이 있었다. 그 패턴을 정리한 것이 바로 '습관 성형 다이어트'다.

'습관'이란 우리가 무의식적으로 반복하는 행동을 말한다. 습관은 오랜 시간에 걸쳐 우리의 뇌에 깊숙이 각인된 것이라 쉽게 바뀌지 않는다. 배불러도 더 먹는 것, 핑계를 대며 운동을 미루는 것, 과식하면 끝없는 죄책감의 나락으로 빠지는 것도 모두 습관이다. 다이어트가 머리로는 쉽지만 실천이 그토록 힘든 이유는 바로 다이어트라는 행위 자체가 우리의 오래된 습관들에 정면으로 저항하는 일이기 때문이다. 강력한 기존의 습관의 힘을 앞세워 우리의 몸이 끈질기게 원래의 체중으로 돌아가려고 하는 것을 일컬어 '요요 현상'이라 부른다.

그런데 눈을 성형하고 코를 성형하는 것처럼 습관을 성형할 수만 있다면 어떨까? 나쁜 습관이 있던 자리에 건강한 습관이 자리 잡을 수만 있다면 요요 없는 다이어트가 가능해진다. 습관 성형 다이어트는 세상에서 가장 강력하고 평생 지속되는 효과를 줄 수 있다. 부작용이 없어 재수술도 필요 없는 최고의 성형이다. 게다가 막대한 비용도 들지 않는다. 물론 습관을 성형하는 데는 시간이 필요하다. 몸에 칼을 대는 성형도 붓기가 빠지고 자리를 잡는 데 오랜 시간이 걸린다는 점을 고려하면, 그나마 부작용 없고 평생 지속되는 습관 성형이 훨씬 더 이득이 아닌가?

여기서 이런 의문이 생길 수 있다. '누구나 습관 성형을 할 수 있을까?' '체형이나 신체 조건, 환경이 다른 사람에게도 적용 가능할까?' 결론부터 이야기하면 누구나 내가 경험한 습관 성형을 재현할 수 있다. 200만 명 이상의 여성이 사용하는 다이어트 정보 앱(다노)과 수만 명 이상의 여성들이 거쳐 간 다이어트 코칭 서비스(마이다노)를 통해 습관 성형에 성공하는 다양한 사례를 보면서 확신을 얻었다. 습관은 바뀔 수 있다. 습관 성형에 필요한 시간은 개인차가 있지만, 포기하지만 않는다면 절대 개선되지 않을 것 같은 고질적이고 오래된 습관도 고칠 수 있다.

그럼에도 누군가는 이 책을 펼쳐보기도 전에 이런 생각이 맴돌 수도 있다(마치 7년 전의 내가 그랬던 것처럼 말이다).

'습관을 성형해도 타고난 애들보다 예뻐질 수는 없을거야. 부질없다.'

이런 분들은 다음의 내용을 명심했으면 한다. 습관 성형 다이어트의 목적은 타인보다 예뻐지는 것이 아니라 '어제보다 더 나은 나'로 살아가는 것에 있다. 그저 빨리 살을 빼서 남들보다 예뻐지기 위한 다이어트와는 근본적으로 다르다. 남과의 비교에서 오는 우월감은 나보다 더 우월한 존재가 나타나면 쉽사리 깨진다. 나의 행복이 타인에 의해 좌우되지 않으려면 내 행복의 기준은 나 자신이 되어야 한다. 내가 가진 매력에 감사하고 단점은 인정하되, 후천적 노력으로 바꿀 수 있는 부분은 최선을 다해 가꾸는 것이 습관 성형 다이어트에 임하기 위한 기본자세다. 이 책은 당신의 삶을 솔직하게 검토하고, 내 삶의 주도권을 가져오고, 내 몸과 마음을 아름답고 건강하게 가꿀 수 있는 방법을 알려주고자 한다. 습관 성형을 통해 당신은 지금까지 먹고, 움직이고, 생각해 왔던 방식을 바꾸는 작업을 하게 될 것이다. 그 과정에서 '내 몸을 어떻게 다뤄야 할까'에서 더 나아가 '앞으로 어떻게 살아야 할까'라는 질문에 대한 더 나은 해답을 찾게 될 것이다.

그래도 누군가는 이런 부정적인 감정에 사로잡혀 있을 수도 있다.
'난 해도 안 될 거야. 난 의지박약이라 다이어트에 성공한 적이 없거든.'
괜. 찮. 다.
위와 같은 걱정은 붙들어 매자. 우리는 숱한 의지를 요했던 기존의 다이어트가 아니라 습관 성형을 할 테니까. 습관과 의지는 다르다. 의지는 의식적인 노력이다. 하지만 습관은 무의식적인 행위다. 의지는 소모되고 언젠가 고갈되지만 습관은 소모되지 않고 무한 반복될 뿐이다. 손톱을 물어뜯는 일이나 10분에 한 번씩 SNS의 '좋아요' 개수를 확인하는 일에 굳은 의지가 필요한 건 아니듯 말이다. 습관 성형을 통해 우리는 최소한의 노력으로 새로운 습관을 만드는 법을 익히게 될 것이다. 그러니 설령 당신의 의지가 약해 다이어트에 실패했더라도 습관 성형은 성공할 수 있다. 처음에는 내가 습관을 만들지만 나중에는 습관이 나를 만든다. 습관이 우리의 몸을 만들고 삶을 다시 정의해 줄 것을 믿어보자.

단, 습관 성형을 하기 위해서는 필요한 준비물이 있다. 그것은 바로 '자기 확신'이다. '실패하고 좌절해도 나는 결국 해낼 거야'라는 긍정적인 자기 확신의 토양이 있어야만 습관이라는 씨앗이 단단히 뿌리내리고 싹을 틔울 수 있다. 당신이 이 책을 서점에서 우연히 발견하게 되었든 누군가의 추천으로 읽기 시작했든 지금부터는 스스로가 자신의 열렬한 팬이자 후견인이 되어야 한다.

물론 혼자서 그런 믿음을 끌어내기란 쉽지 않을 것이다. 나 역시 막막했으니까. 음식을 통해 유일하게 위로받으면서 동시에 그런 나를 한심해하는, 운동이라곤 숨쉬기 운동밖에 몰랐던 나에게 자기 확신은 가당치도 않았다. 수많은 시행착오를 겪고 나서야 비로소 어떻게 하면 자기 확신을 얻을 수 있는지 알아가기 시작했다. 어쩌면 과거의 나와 비슷한 상황을 겪고 있는 누군가에게 당신은 결코 혼자가 아니라는 것을 말해 주기 위해, 그리고 내가 겪은 시행착오가 당신의 습관 형성을 위한 지름길이 되기를 바라며 이 책을 썼다.

당신이 누구든, 어떤 삶을 살아왔든, 우리는 이 책을 통해 이렇게 만났다. 그리고 나는 당신이 어제보다 더 나은 사람이 될 수 있다고 믿는다. 이 책을 집어 들어 첫 장을 펼친 이 순간이, 당신에게 자기 확신을 주는 첫 번째 계기가 되기를 기대한다. 이 책에서 제시하는 습관 성형 훈련을 통해 당신의 삶에서 만족스럽지 않은 습관은 무엇이든 성형할 수 있는 놀라운 힘이 당신에게 잠재되어 있다는 것을 곧 깨닫게 될 것이다.

습관을 성형하면 당신의 삶은 이전과 같을 수 없다. 어쩌면 몇 년 후, 당신은 휴대폰 사진첩을 뒤적이다가 오늘 찍은 사진을 발견하고 추억에 젖으며 생각하게 될 것이다.

'이게 나라고…?'

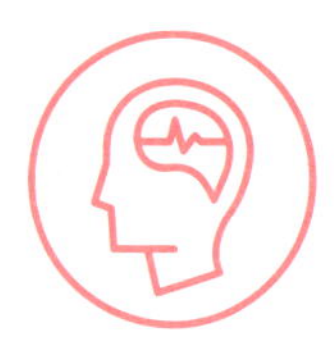

PART 1

습관 성형
이해하기

현재의 당신은

당신이 반복적으로 해온 행동의 합이다.

- 아리스토텔레스

다이어트가 아니다.
습관 성형이다

-

한국 여성의 90%는 다이어트를 계획 중이다. 이 중 95%는 시도해 본 적이 있고 70%는 진행 중이고 20%만이 단기적으로 성공하고 5% 미만이 5년 이상 성공을 유지하는 것이 바로 다이어트의 현주소다. '덜 먹고 더 움직이면 살이 빠진다'는 이 간단한 논리를 모르는 사람은 없다. 하지만 알면서도 실천하는 것이 말처럼 쉽지 않은데, 다이어트가 이토록 어려운 이유는 뭘까?

지금까지 우리가 실패해 왔던 다이어트의 패턴을 떠올려 보자. 첫째, 어떠한 계기로 다이어트 자극을 받는다. 잘 보이고 싶은 이성이 생겼을 수도 있고, 작년에 입었던 바지의 지퍼가 올라가지 않거나, 오랜만에 만난 동창이 다이어트에 성공한 모습으로 나타났을 수도, 혹은 새해가 되어 새로운 목표를 세웠을 수도 있다. 자극을 받은 마음에는 조바심이 싹튼다. '이대로는 안 되겠어. 이번에는 진짜 살 빼야겠어!'

그리고는 원대한 계획을 종이에 써 내려 간다. 가장 먼저 세우는 계획은 '00일 안에 00kg 빼기'라는 식의 목표다. 매일 아침 공복 운동 한 시간을 하기 위해 집 앞 헬스장에 등록한다. 식단은 아침은 가볍게 사과 하나, 점심은 주먹만 한 고구마 하나와 방울토마토 열 개, 저녁은 드레싱 없는 닭 가슴살 샐러드. 정말 배고파서 쓰러질 것 같을 때는 아몬드 다섯 개.

익숙한 식단이 아닌가? 어느 날 갑자기 살을 쪽 빼고 깡마른 몸매로 나타난 아이돌들이 칼같이 지켰다는 '연예인 다이어트 식단'의 전형적인 구성이기도 하다. 평소 아침 점심 저녁을 잘 챙겨 먹고 틈틈이 달콤한 간식까지 꼬박꼬박 먹어 온 우리에게는 극단적이다 못해 가혹한 식단이다. 늘 필요 이상의 연료를 꼬박꼬박 공급받던 우리의 몸이 갑자기 위와 같은 빈약한 식단을 강요받는다면 어떻게 반응할까? '그래, 지금까지 필요 이상의 열량을 섭취해 왔잖아. 충분히 즐길 만큼 즐겼으니 이제라도 소식하는 게 내 건강에 좋을 거야. 잘 생각했어!'라고 받아들여 준다면 참 편하겠지만 그럴 리가 만무하다. 우리에게는 인류 역사의 시작부터 함께해 온 뇌의 가장 오래된 습관이 있기 때문이다. 바로 '생존'에 대한 본능이다.

태어나면서부터 죽음이라는 숙명을 가지는 모든 생명체는 '생존'이라는 삶의 제 1목표를 지향한다. 생존을 위해서 필요한 두 가지 욕구는 '에너지를 비축하려는 욕구' 그리고 '에너지를 빼앗기지 않으려는 욕구'다. 그래서 우리는 가능한 많은 음식을 먹어 두려는 '식욕'과 쓸데없는 일에 체력을 낭비하지 않으면서 고갈된 에너지를 충전하려는 '휴식욕', 일명 '귀차니즘'의 지배 아래에 있다.

'식욕'과 '귀차니즘'이라, 어째 익숙하다 싶더니 이 둘은 다이어트를 실패하게 만드는 두 개의 축이 아닌가? 다이어트는 에너지를 비축해서 최대한 생존의 가능성을 높이려는 본능적 욕구를 전면적으로 거스르는 행위다. 지금까지의 숱한 다이어트 시도들이 물거품으로 끝나거나 요요 역풍을 맞았던 이유가 이제는 수긍이 된다. 우리의 이성이 식사량을 조절하기로 한들, 이는 본능의 관점에서 보면 생존에 필요한 에너지를 받아들이지 못하게 막는 것이고, 운동은 생존에 쓰기에도 모자란 에너지를 소비하게 만드는, 이른바 '사서 고생하는 짓'일 뿐인 것이다. 식욕과 귀차니즘은 인류가 오랜 역사 동안 살아남아 종을 보전하고 척박한 환경에도 적응할 수 있게 해준 고마운 본능이다. 적어도 먹을 것이 부족했던 시절까지는 말이다.

하지만 현대사회는 상황이 달라졌다. 곳곳에 고열량 식품들이 넘쳐나고, 땀 흘리며 일하던 대부분의 노동은 손가락 까딱하는 것으로 대체할 수 있다. 영양 부족이 아니라 영양 과잉 사회에서 '더 먹고 덜 움직이려는 본능'은 우리를 뚱뚱하고 허약하게 만들고 있다. 그럼에도 불구하고 이 생존 본능은 인간이 오랜 시간 동안 학습해 온 습관이기 때문에 하루아침에 바꾸기가 쉽지 않다. 밤 열두 시에 먹는 라면이 소화기관에도 부담이 되고, 내일 아침 피부 상태에도 악영향을 미칠 것이라는 사실을 뻔히 알고 있음에도 우리의 손은 냄비에 물을 올리고 있는 이유다.

이와 같은 우리의 오랜 생존 본능을 만만히 보고 '며칠 좀 굶고 열심히 운동하면 되겠지'라는 마음으로 시작하는 다이어트는 99% 실패한다. 우리의 생존 본능과 전면전을 선포하는 것은 잠자는 사자의 코털을 건드리는 것과 같다. 우리 몸은 성난 맹수처럼 날뛰며 원래 누리던 과잉 열량의 식단을 되찾기 위해 저항할 테니 말이다.

그렇기에 다이어트에 성공하기 위해서는 오랜 시간 지속해 온 구시대적 생존 습관을 끊어 내고 과잉 영양 시대에 적합한 새로운 습관을 심어야 한다. 이 과정이 바로 '습관 성형'이다. 습관 성형은 우리의 몸이 익숙해진 '더 먹고 덜 움직이는 삶'에 우리의 본능이 감지하지 못할 만큼 아주 작은 균열을 내고, 그 균열을 통해 우리에게 적합한 새 습관을 삽입해 단계적으로 우리의 사고와 행동 방식을 바꿔 준다.

그렇게 바뀐 행동 방식이 예전의 습관으로 돌아가지 않도록 하는 것이 습관 성형 다이어트의 핵심이다. 극단적으로 식사량을 줄이거나 먹는 음식의 종류를 180도로 바꾸는 다이어트 방법들과는 근본적으로 다르다. 한 번 성형하면 이전의 모습으로 되돌릴 수 없듯, 한 번 학습된 습관은 잘 사라지지 않는다. 벼락치기 다이어트가 아니라 평생 할 수 있는 지속 가능한 다이어트라는 것. 습관이 바뀌면 몸이 변하고 인생이 바뀌는 연쇄 작용이 일어난다. 습관 성형은 특정 다이어트 식품을 먹어서 되는 게 아니라, 식습관과 입맛을 바꾸는 훈련이 필요하다. 단기간 바짝 운동해서 될 것이 아니라 생활 속에서 부단히 움직이는 습관을 들여야 한다.

습관이
만들어지는 원리

-

그렇다면 습관은 어떻게 만들어질까? 습관이 만들어지는 원리를 이해해야 좋은 습관을 만들 수도 있고, 나쁜 습관을 좋은 습관으로 성형할 수도 있다. 습관을 만들기 위해서는 두 가지 재료가 필요하다. 첫 번째 재료는 바로 '신호'다. 습관을 행동으로 끌어내는 계기라고 할 수 있다. 예를 들어 길을 걷다 빵 냄새를 맡은 A 씨가 있다고 하자. A 씨는 빵 냄새를 맡은 순간 입에 침이 고이면서 빵의 유혹에 못 이겨 빵을 잔뜩 사 먹었다. 여기서 신호는 빵 냄새다.

두 번째 재료는 '보상'이다. 특정 행동을 하고 나서 얻는 이득이다. 빵을 사 먹은 후 A 씨는 무척 행복해졌다. 출출했는데 허기가 채워지니 기분이 좋다. 또 빵의 촉촉하고 쫄깃한 질감도 좋고, 심심하던 중에 빵을 씹으니 적적함도 사라졌다. 이러한 감정들이 보상의 역할을 한다.

이제부터 A 씨의 뇌는 빵 냄새라는 '신호'가 주어지면 자동으로 '보상’을 떠올린다. 그리고 외친다.

"에너지 덩어리 발견!"

"생존을 위해 당장 먹어라!"

"저걸 먹으면 기분도 좋아질 거야!"

마침내 빵을 먹고 난 후의 뇌는 생존에 필요한 에너지도 얻었겠다, 기분도 좋아져서 이렇게 요구한다.

"기억해! 이 빵 이름이 무엇인지, 언제 어디서 구할 수 있는지. 그래야 다음에 또 먹을 수 있지!"

빵에 대한 정보가 뇌의 회로에 저장된다. 이렇게 '신호'와 '행동' 그리고 '보상' 간에 성립된 연결 고리는 끊임없는 반복을 통해 강화된다. 이제 A 씨는 빵 냄새를 맡으면 빵을 사 먹지 않고는 배길 수 없는 '습관'이 만들어졌다.

이렇게 신호가 주어졌을 때, 특정 행동을 하면 보상을 얻는다는 사실을 뇌가 학습하면 이후에도 같은 신호가 주어질 때마다 이 행동을 '반복'한다. 이것이 습관 형성의 원리다.

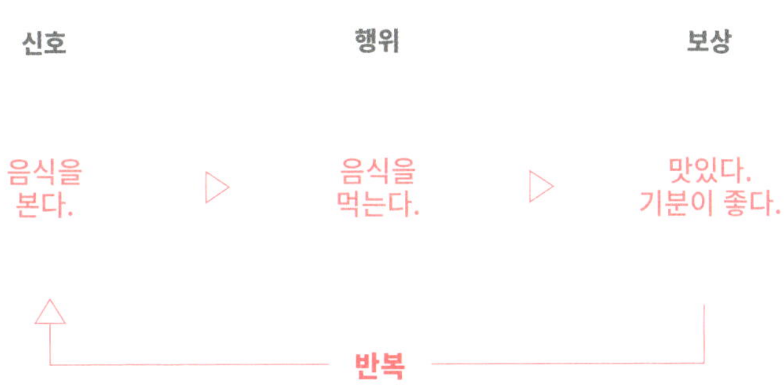

습관이 만들어진 후에는 신호를 보자마자 보상을 기대하고 상상하게 된다. 이전에 보상을 받아 봤기 때문에 보상에 대한 열망이 생긴 것이다. 특정 신호가 주어졌음에도 보상이 뒤따르지 않을 때는 기분이 나쁘고 초조하고 짜증이 난다. 빵 냄새를 맡고도 빵을 먹을 수 없는 상황처럼 말이다. 이렇게 처음에는 우리가 습관을 만들지만 나중에는 습관이 우리의 정신을 지배한다.

이러한 습관의 형성 원리를 이해하고 습관을 만드는 두 가지 재료인 '신호'와 '보상'을 영리하게 설계해야 습관 성형에 성공할 수 있다. 습관이 만들어지는 원리는 마른 땅 위에 물길이 생기는 원리와 같다. 처음에는 작은 물방울들이 일정한 방향으로 흐르면서 아주 미미한 물줄기를 만들어 낸다. 그러다 그 길로 더 많은 양의 물이 지나가면 졸졸 흐르는 개울이 되고, 폭이 점차 넓어지면서 강이 되어 흐른다. 우리의 뇌에도 '신호'와 '보상' 사이에 깊이 새겨진 기존의 물길이 있다. 새로운 습관을 원한다면 새로운 물꼬를 터 주어야 한다. '신호'와 '보상'을 찾아내 그 사이에 길을 만들고 계속 그 길로 지나다니는 반복 훈련을 통해서 자연스럽게 행동이 그 길로만 다닐 수 있게 하는 것이 습관 성형의 원리다.

원리는 이해했으니 이제 본격적으로 어떻게 습관을 성형할 수 있는지 알아보자. 〈습관 성형 4단계 전략〉을 활용하면 당신이 가지고 있는 습관이 만들어진 이유와 습관이 작동하는 방법을 알아낼 수 있고, 몇 가지 실험을 통해 습관을 바꿀 수 있는 방법을 도출할 수 있다.

> # TIP ⊙
> 더 알아보기: 습관은 응용된다

위의 사례에서 A 씨는 '빵을 먹으면 기분이 좋아진다'는 사실을 학습했는데, 이를 기분이 나쁜 상황에서 응용하기도 한다. '빵 냄새'라는 신호가 없어도 공부를 하다가 스트레스를 받았을 때, 혹은 남자 친구와 다투어 기분이 나빠졌을 때 기분이 좋아지는 빵이 생각나는 것이다. 이렇게 뇌는 '빵 냄새를 맡는다 > 빵을 먹는다 > 기분이 좋다'라는 공식을 '스트레스를 받는다 > 빵을 먹는다 > 기분이 좋다'라는 공식으로 응용하는 창의성을 발휘한다.

습관 성형
4단계 전략

‑

1단계 – 습관 알아채기

지피지기 백전백승이라는 말이 있듯, 습관을 성형하기 전에 우선 나의 습관을 알아야 한다. ‘당연히 내 습관은 내가 제일 잘 알고 있지!’라고 생각한다면 큰 오산이다. 반드시 고쳐야 하는 나쁜 습관 중에서는 내가 인지하지 못하는 것들도 있기 때문이다. 심지어 남들은 다 아는데 나만 모르거나, 습관이라고 인지하지 않을 만큼 대수롭지 않게 여겼는데 알고 보니 뿌리 깊이 내재된 습관인 경우도 있다.

내가 고치고 싶은 습관을 실험대에 올리기 위한 첫 단계는 내가 평소에 반복하는 무의식적인 행동을 명확히 규정하는 일이다. 이때 필요한 준비물은 ‘호기심’이다. 아무 생각 없이 나의 행동이 흘러가도록 두지 않고 ‘어라? 방금 내가 왜 이런 생각을 했지? 왜 이런 감정을 느꼈지? 왜 이렇게 행동했지?’라고 의문을 제기해 보는 것이다. ‘습관 알아채기'의 과정은 시도해 보기 전에는 어려워 보이지만, 막상 해 보면 꽤 재미있는 작업이다. 호기심을 발동시키고 이를 충족하는 과정은 인간이 누릴 수 있는 가장 원초적인 즐거움이기 때문이다.

자, 이제 호기심을 장착하고 '나의 과식하는 습관'을 규정해 보자. 우리가 과식할 때는 아무 생각 없이 음식을 집어 먹는 것 같아도 그렇지 않다. 습관적인 행동을 할 때의 앞뒤 상황과 기분, 생각을 현미경을 대고 들여다보듯이 자세히 관찰하면 그 순간에 어떤 마음의 결핍이 생겼거나 생각의 흐름이 존재한다는 것을 알 수 있다. 이것이 알아채기의 과정이다.

실제 습관 성형 다이어트를 코칭받은 분의 예를 들어 보자. 회사원 A 씨는 평소 업무 시간에는 군것질을 하지 않고 단 음식도 거의 먹지 않는다. 그런데 입사 후 계속 살이 찌기에 주변 사람들이 의아해했는데, 알고 보니 퇴근길에 늘 편의점에 들러 과자를 이것저것 산 후 집에서 텔레비전을 보며 먹는 습관이 있었더란다. A 씨는 이 습관을 고치기 위해서 몇 가지 상황들을 호기심을 가지고 자문자답해 보기로 했다.

Q 편의점을 지날 때 어떤 생각을 하고 있었는지

Q 편의점을 그냥 지나치지 않고 왜 들어가야겠다고 생각했는지

Q 편의점 문을 열고 들어갈 때 어떤 기분이었는지

Q 편의점에 들어가면서 머릿속에 어떤 음식을 상상했으며

왜 그 음식을 생각하게 되었는지

Q 왜 그 과자를 골랐는지

Q 텔레비전을 보면서 과자를 먹을 때 어떤 기분을 느꼈는지

위와 같은 질문 리스트를 만들고, 답을 달 수 있다면 일단 '알아채기'는 성공이다.

ACTION PLAN ⊙

최근 일주일 사이에 과식한 적이 있나요?

있다면 과식하기 전후에 어떤 기분이었는지, 어떤 생각과 행동을 했는지 그 당시의 상황을 소설처럼 자세히 묘사해 보세요.

2단계 - 신호 찾기

그다음에 할 일은 이 습관을 촉발시킨 '신호'를 찾아내는 일이다. 신호를 찾아내서 그 신호를 제거할 수만 있다면 아주 간단하게 나쁜 습관을 성형할 수 있다. 습관을 촉발시키는 계기가 사라지는 것이니 말이다. 그러면 신호는 어떻게 찾을까? 습관에 관한 연구들에 따르면 신호는 대부분 아래 다섯 가지 중 하나에 속한다.

습관 발동 시간

습관 발동 장소

습관 발동 직전에 들었던 기분이나 생각

습관 발동 직전에 같이 있던 사람

습관 발동 직전에 한 행동

앞의 '습관 알아채기' 과정에서 했던 자문자답을 바탕으로 다섯 가지 항목을 적어 보자. 이때 샘플 데이터가 많으면 많을수록 정확한 신호를 찾는 데 도움이 된다. 그러니 습관이 반복될 때마다 작성하자. 회사원 A 씨는 일주일의 시간을 두고 습관이 발동한 날을 세 번 알아챘고, 아래와 같이 작성해 보았다.

첫째 날(주중)

습관 발동 시간 퇴근 후 집에 들어가기 직전. 저녁 7시 30분쯤.

습관 발동 장소 집 앞 버스 정류장의 편의점.

습관 발동 직전에 들었던 기분이나 생각 배고프고 피곤하다.

습관 발동 직전에 한 행동 버스에서 내려 집 방향으로 걷던 중 편의점 발견.

습관 발동 직전에 같이 있던 사람 없음.

둘째 날(주중)

습관 발동 시간 야근 후 저녁 9시 30분쯤.

습관 발동 장소 집 앞 버스 정류장의 편의점.

습관 발동 직전에 들었던 기분이나 생각 오늘 회사에서 너무 긴장했다. 맘 편히 쉬고 싶다.

습관 발동 직전에 한 행동 버스에서 내려 집 방향으로 걷던 중 편의점 발견.

습관 발동 직전에 같이 있던 사람 없음.

셋째 날(주말)

습관 발동 시간 오전 10시 30분쯤.

습관 발동 장소 집 앞 버스 정류장의 편의점.

습관 발동 직전에 들었던 기분이나 생각 주말은 늘어지게 보내고 싶다.

습관 발동 직전에 한 행동 주말을 맞아 늦잠을 자다가 집에서 대충 트레이닝복 차림으로 나옴.

습관 발동 직전에 같이 있던 사람 없음.

이렇게 써 놓고 나면 신호를 찾아내기가 훨씬 쉬워진다. 우선 시간대를 보자. 만약 A 씨가 일정한 시간대에 편의점에 들러 음식을 사는 패턴을 보였다면 그 시간대에 헬스장을 끊는다든지 독서 클럽에 가입해 다른 행동에 집중하게 하는 것만으로도 습관을 성형할 수 있다. 하지만 시간대가 일정하지 않으니 넘어간다.

두 번째, 장소. 편의점에 들르기로 마음먹은 이유가 단순히 '그곳에 편의점이 있었고 A 씨가 그곳을 지나갔기 때문'이라면 이 문제 역시 간단하다. 편의점이 없는 길로 돌아가면 된다. 이 역시 습관을 촉발시키는 신호를 찾아내 싹을 제거하는 방법이다. 하지만 A 씨는 편의점을 반드시 지나쳐야 할 상황이 아니었던 날에도 굳이 집에서 나와 편의점에 갔기 때문에 주말에는 이 방법이 유효하지 않을 것이다.

편의점에 들러 과자를 사는 이유가 출출함을 느꼈기 때문이라면, 굳이 당류 함량이 높아 살이 찌기 쉬운 과자가 아니라 허기를 채울 수 있는 다른 식품으로 대체하면 된다. 따뜻한 두유 한 잔이나 아삭아삭한 오이 반쪽, 또는 볶은 콩 같은 대체 식품은 얼마든지 있다. 그러나 '기분이나 생각' 부분을 보면, 첫날 하루 빼고는 딱히 배가 고팠다고 보기는 어렵다. A 씨가 느꼈던 감정은 허기보다는 오히려 휴식에 대한 갈망에 가까워 보인다.

빙고!

이 대목에서 A 씨조차 스스로 인지하지 못했던 습관의 근원을 발견할 수 있었다. 단순히 군것질하는 습관으로만 치부되었던 '퇴근길에 과자를 사서 텔레비전을 보면서 먹는 행위'가 A 씨에게는 일종의 '휴식을 위한 의식'이었던 것이다. 눈으로는 재미있는 예능을 보고, 입으로는 맛있는 군것질을 먹는 시간. 회사에서 받은 부담감과 스트레스를 내려놓고 쉴 수 있는 보상의 시간이자, 나를 내 맘대로 할 수 있는, 오롯이 나만을 위한 시간. 그 시간은 A 씨에게 하루 24시간 중에 가장 소중한 시간이다.

A 씨의 습관을 촉발한 신호는 '휴식에 대한 열망'이다. 그런데 이 경우는 신호 자체를 제거하는 것이 그리 간단하지 않다. 이렇게 특정 보상에 대한 열망으로 어떤 행동을 반복하는 경우에는, 그 보상을 충족할 수 있는 대체 행동을 찾아야 한다. 그 방법은 다음 세 번째 단계에서 자세히 소개하겠다. 일단 습관이 왜 촉발되는지, 그것이 나에게 어떤 의미인지 알았다면 '2단계 신호 찾기'도 해결한 셈이다.

ACTION PLAN ◉

최근 일주일 사이에 과식한 날을 체크해 보고 아래 빈칸을 채워 보세요.

습관 발동 시간

습관 발동 장소

습관 발동 직전에 들었던 기분이나 생각

습관 발동 직전에 같이 있던 사람

습관 발동 직전에 한 행동

위의 내용으로 미루어 볼 때, 내 습관의 '신호'는 무엇이라고 생각하나요? 그 신호는 즉각적으로 제거될 수 있을까요?

3단계 – 대체 행동 실험하기

2단계에서 신호를 찾았다면 그 신호를 제거하면 그만이다. 하지만 제거하기 어려운 열망과 관계된 신호라면, 그 열망을 충족시켜 줄 대체 행동을 찾아야 한다. A 씨의 경우, 저녁 군것질 타임을 통해 얻는 보상은 '몸과 마음의 진정한 휴식'이었다. 같은 보상을 주면서도 음식이 아닌 다른 방법으로 군것질 타임을 대체할 수 있는 무언가를 찾아보자. A 씨가 '휴식'이라는 심리적 가치를 느낄 만한 다른 행동 리스트를 적어 보는 것이다. 이때 미각의 쾌락을 대체할 다른 감각을 활용해서 아이디어를 내면 도움이 된다. 미각 외에 후각, 촉각, 청각 등을 이용해 기분이 좋아지고 휴식을 취하게 만드는 것에는 어떤 행동이 있을까?

대체 행동 리스트

좋아하는 향의 아로마 오일을 떨어트린 물에 족욕 하기

향초를 켜고 하루의 일기 쓰기

바스락거리는 소리가 기분 좋은 이불을 덮고 책 읽기

부드러운 재질의 파자마와 수면 양말을 신고 마스크팩 하기

따뜻한 색감의 무드 등을 켜고 좋아하는 음악 듣기

색깔이 예쁜 입욕제로 거품 목욕하기

대체 행동 리스트는 다양할수록 좋다. 이를 하나씩 매일 바꿔가면서 실행에 옮겨 보자. 몇 번 실천해 봐도 그다지 감흥이 없는 대체 행동은

넘어가자. 반면 별로 내키지 않았는데 막상 해보니 힐링이 되고 마음에 쏙 드는 대체 행동은 꾸준히 반복해 보자. '내가 왜 여태껏 이 좋은 걸 한 번도 시도하지 않고 편의점이나 들락거리며 살았을까!'라는 생각이 드는 대체 행동을 찾았다면 성공이다.

여기서 참 재미있는 사실은 우리 모두가 습관을 매일 기계적으로 반복하면서도 그 습관을 지배하는 열망이 무엇인지 모른다는 것이다. 그러니 열망을 어떤 행동으로 대체할 수 있는지 생각할 기회조차 갖지 못한다. 조금만 생각해 보면 열망은 의외로 단순하고 뻔한 것임에도, 우리가 그 열망에 사로잡혀 있을 때는 잘 보이지 않는다.

그러므로 대체 행동을 찾을 때는 최대한 다양한 보상으로 이리저리 실험해 보아야 한다. 그리고 이 과정이 생각보다 쉽게 풀릴 수도 있지만 오랜 시간이 걸릴 수도 있다. 이때 중요한 것은 조바심을 갖지 않는 것이다. 대체 행동들이 나의 열망을 충족시키지 못한다고 해서 좌절하거나 압박을 느끼지 말자. 앞서 이야기했듯 습관 성형의 기본자세는 조바심이 아니라 '호기심'이다. 내 습관을 이토록 주의 깊게 연구할 수 있는 사람도, 그럴 권리를 가진 사람도 세상에 오직 나 하나뿐이다. 나 외에 누구도 나의 습관을 대신 바꿔 줄 수 없다. 그러니 '나'라는 실험체에게 흥미와 애정을 가지고 탐구하는 연구자의 마음으로 습관 성형에 임하자.

당신의 과식 습관 신호를 대체할 수 있는 행동 리스트를 적어 보고
리스트에 있는 대체 행동을 실험할 수 있도록 스케줄을 짜 보세요.

요일	시간	장소	시도해 볼 대체 행동
월			
화			
수			
목			
금			
토			
일			

4단계 – 반복 훈련하기

3단계의 대체 행동 실험을 통해 적합한 대안을 찾았다면 그 과정이 몸에 자연스럽게 익을 때까지 꾸준히 반복하면 된다. 물꼬를 트고 물길을 강화하는 과정이다. 회사원 A 씨의 식습관을 성형하는 과정만 예로 들었지만, 위의 네 단계는 운동 습관을 성형할 때도 똑같이 적용된다. 이번에는 습관 성형 다이어트를 코칭받은 B 씨의 예를 살펴보자.

B 씨는 운동 계획을 세우면 3일 이상을 지속하지 못했다. 잠과의 사투에서 져서 아침 운동을 미루고, 야근이나 저녁 약속과의 대결에서 져서 저녁 운동을 미루곤 했다. 아마 많은 사람이 비슷한 어려움을 겪을 텐데, 매일 아침 알람을 미루고 5분만 더, 5분만 더 하다가 결국 운동 갈 시간을 놓치는 것 또한 습관이다. 미루는 것이 습관으로 굳어진 것이다.

습관을 바꾸기 위해서는 잠이라는 욕구보다 더 강력한 보상이 필요했다. 알람이 울리자마자 바로 일어날 수밖에 없는 보상을 만들기 위해 식욕을 역이용했다. 아침 알람 소리를 듣자마자 가장 좋아하는 초콜릿 한 알을 먹은 것이다. 초콜릿에 대한 욕구가 운동 습관의 '신호'로 만들어진다.

아침에 눈을 뜨자마자 초콜릿을 먹으면 살이 찌지 않을까 걱정할 수 있지만 그렇지 않다. 운동 직전에 먹은 적당량의 당분은 오히려 운동의 연료가 되기 때문에 운동 효율을 높이고 몸의 지방을 더 많이 태울 수 있게 만들어 준다.

누군가에게는 초콜릿이 아닌 다른 보상이 더 유효할 수도 있다. 눈 뜨자마자 보이는 천장에 다이어트 자극 사진이나 자극적인 문구를 붙여 둘 수도 있다. 운동을 가기 위해 준비하는 과정이 귀찮아서 운동을 미루는 사람이라면 미리 자기 전에 운동복과 운동화를 눈에 보이는 곳에 준비해 두면 된다.

어떤 보상이든 운동을 하는 행위가 무의식적인 습관이 될 때까지는 의식적으로 꾸준히 반복해야 한다. 재미있는 것은 이렇게 한 번 습관이 잡히면 나중에는 초콜릿이나 천장의 자극 사진이 없어도 습관은 계속 유지된다는 점이다.

4단계의 과정에서 중요한 것은 반복 훈련 과정에서 계획대로 하지 못하고 예전 습관으로 돌아가는 실수를 하더라도 대수롭지 않게 잊어버리고 다시 반복 훈련을 하는 것이다. 이 이야기를 강조하는 이유는 정말 많은 사람이 4단계에서 실수를 하면 자포자기하고 다시 원래의 생활로 돌아가는 패턴을 보이기 때문이다. 습관 성형의 과정을 100점 만점 받아야 하는 시험으로 생각하면 안 된다. 습관 성형은 우직하고 묵묵하게 절대량의 시간을 축적하는 일이지, 실수하면 점수가 깎이는 테스트가 아니다. 어쩌다 과식을 했거나 운동을 빼먹었다고 지금까지 쌓아온 탑이 무너지는 것은 아니다.

테니스 선수들 사이에서는 이런 이야기가 있다. 잘못된 자세로 테니스를 배우면 다시 제대로 된 자세로 바꾸기 위해서는 정자세를 3000번 연습해야 한다는 것. 과식하는 식습관이나 운동을 미루는 습관도 마찬가지다. 과식을 일주일에 일곱 번 하던 사람이 세 번만 하게 되었다면 박수 칠 일이다. 운동을 한 번도 안 하던 사람이 일주일에 세 번 운동하게 되었다면 칭찬받아 마땅하다. 일주일에 과식을 세 번이나 했다고, 운동을 세 번밖에 못 했다고 좌절하고 자신을 실패자로 낙인찍지 말자. 어제의 나보다 오늘의 내가 조금이라도 더 나아졌다면 습관 성형은 성공적으로 이루어지고 있다. 습관 성형의 목표는 완벽한 내가 되는 것이 아니라, 조금씩이라도 꾸준히 더 나은 내가 되는 것이니 말이다.

SUCCESS STORY
습관 성형 성공담

저는 금요일만 되면, 일주일 동안 고생한 자신을 위로하기 위해 평소에는 잘 먹지 않는 맥주와 과자를 잔뜩 먹으며 스트레스를 풀었어요. 하지만 습관 성형을 시작한 후에는 금요일을 '요가 데이'로 정하고 요가를 하고 따뜻한 차를 마시면서 한 주를 마무리하게 되었어요. 곰곰이 생각해 보니 결국 제가 원했던 건 혼자서 차분히 한 주를 마무리하는 '뿌듯함'이더라고요.

- 유진, 28세

습관 성형 레벨
점검하기

-

앞장에서 습관을 성형하는 4단계 전략에 대해 알아보았다. 이번에는 나의 습관은 어떤 상태인지 습관 성형 레벨을 점검해 보자. 내가 어느 레벨에 속해 있는지 판단하고, 각 레벨에 필요한 스킬을 습득하면 훨씬 수월하게 습관 성형에 성공할 수 있다.

초보기 : 무의식적 나쁜 습관

▽

입문기 : 의식적 나쁜 습관

▽

중수기 : 의식적 좋은 습관

▽

고수기 : 무의식적 좋은 습관

습관 성형 초보기

　무의식적 나쁜 습관 시기로 말 그대로 나쁜 습관을 무의식적으로 반복하고 있지만 그것이 나쁜 습관인지 인지하지 못하고 있는 단계이다. 이 단계의 가장 좋은 예는 "나는 물만 마셔도 살찌는 타입이야!"라고 말하는 경우다. 사실은 알게 모르게 살이 찌는 습관(물 대신 음료수를 달고 산다거나, 밥을 안 먹는 대신 군것질을 하는 등)을 가지고 있지만 스스로 알지 못하는 상태이다. 다이어트에 대해 잘 알지 못할 뿐 아니라 알고 있는 다이어트 지식조차 그릇된 낭설에 의거한 고정관념을 갖고 있는 경우다. 실제로 이런 다이어트 방법을 따르다가 실패하고 다이어트 부작용을 경험한 사람들의 대다수는 그릇된 정보에서 시작한다. 인터넷과 미디어에 만연한 검증되지 않은 정보, 왜곡된 뉴스, 연예인의 극단적 식단 같은 '카더라 통신', 출처가 불분명한 낭설들은 다이어트를 돕기는커녕 오히려 방해하는 고정관념으로 자리 잡을 수 있다.

　아래 항목에서 네 개 이상 해당하면 당신은 습관 성형 초보기에 해당한다.
　- 과식한 다음 날 체중이 늘면 살이 찐 것만 같아 불안하다.
　- 식이섬유가 왜 중요한지, 식이섬유가 많은 식품에는 어떤 것이 있는지 모르겠다.
　- 하루에 탄수화물을 얼마나 먹는 것이 적정한지 전혀 모르겠다.
　- 살을 빼려면 어떻게 운동해야 할지 모르겠고, 웬만하면 식이조절

로만 빼고 싶다.

- 배고프면 우선 먹는다. 공복감을 참지 못한다.
- 살찔 만한 걸 먹지 않는데 왜 자꾸 살이 찌는지 모르겠다.

이 단계에 해당하는 사람들이 습관 성형 입문기로 넘어가기 위해서 필요한 것은 우리 몸에 대한 기초적인 지식을 쌓고, 그릇된 정보로 얻은 다이어트 고정관념을 폐기하는 것이다. 혹 꽤 오랜 시간 다이어터로 살아왔는데, 다이어트 초보 딱지를 붙이게 되어 심란한 사람들이 있다면 걱정하지 말자. '습관 성형 실천하기'에서 다이어트에 대한 대표적인 고정관념을 타파하고 올바른 다이어트 가이드라인을 배울 수 있다.

습관 성형 입문기

어느 정도 올바른 다이어트 기본 지식을 익히고 나면 '아…, 나에게 이런 잘못된 습관이 있었구나'라는 것을 인지하게 된다. 습관 성형 4단계 전략으로 치면 1단계 알아채기에 성공한 경우다. 이때부터는 두 번째 레벨인 입문기, '나쁜 습관을 의식하고 있는 상태'다. 대부분의 사람들이 이 레벨에 해당한다. 머리로는 다이어트 백과사전인데 몸은 여전히 좋은 습관을 실천하지 못하는 '입다이어터'들이다.

많은 사람이 자신이 알고 있는 것과 실천하는 것 사이의 괴리감 때문에 죄책감을 느끼는 경우가 허다하다. 혹시라도 내가 입다이어터라고 자책하는 사람들은 너무 괴로워하지 말자. 미국 드라마 〈뉴스룸〉의 주인공 윌 맥어보이는 이런 말을 했다.

"문제가 있다는 것을 아는 것부터가 문제를 해결하는 시작점이다."

시작이 반이니, 입문기에 해당하는 사람들은 습관 성형을 반이나 마친 것이다.

아래 항목에서 네 개 이상 해당하면 당신은 습관 성형 입문기에 해당한다.

- 체중에 일희일비하면 안 되는 걸 알면서도 매일 체중계 숫자를 보며 기분이 롤러코스터를 탄다.

- 채소를 챙겨 먹어야 하는 건 알지만 맛도 없고 영 당기지 않는다.

- 야식을 먹으면 안 되는 것을 잘 알면서도 밤만 되면 내 손은 냉장고를 헤집고 있다.

- 어떤 운동을 하면 살이 빠지는 줄 알지만 몸이 안 움직인다.

- 소식하고 싶지만 다른 사람들 눈치가 보여서 결국 과식하게 된다.

습관 성형 입문자가 중수로 발돋움하는 데 필요한 것은 머리가 아는 것을 몸으로 실천할 수 있게 만드는 '방법론'이다. 'PART 2 습관 성형 실천하기'에서 가장 비중 있게 다루게 될 습관 성형 스킬과 노하우가 이에 속한다. 방법론이라고 해서 수십 년을 반복해 온 습관을 하루아침에 바꿔 줄 거창한 비결은 없다. 평소의 습관을 약간 수정해 보거나 아주 작고 사소한 시도를 시작해 보는 것이다. 습관이 만들어지는 단계를 잘게 쪼개어 하나씩 바꾸어 보자. 큰 바위를 옮기는 것은 어렵지만 바위를 잘게 쪼개면 쪼갤수록 옮기기 쉽다.

습관 성형 중수기

입문기에서 중수기로 넘어온 사람들은 자각한 나쁜 습관을 좋은 습관으로 바꾸기 위해 의식적으로 노력하고 실천한다. 분명 건강한 습관을 잘 실천하고 있지만 언제까지 이렇게 잘할 수 있을지 약간은 초조함을 느끼는 시기다.

아래 항목에서 네 개 이상에 해당하면 당신은 습관 성형 중수기에 해당한다.
- 다이어트 일기를 쓰고 있다.
- 한 끼에 먹어야 하는 영양소 구성비를 따져서 식단을 계획한다.
- 야식이 당길 때는 애써 참는다.
- 운동을 꾸준히 하는 것은 아직 힘들지만 열심히 실천하고 있다.
- 식사 중간에 포만감을 체크하면서 과식하지 않으려고 노력한다.

이렇게 보면 중수에 해당하는 사람들은 이미 습관 성형을 성공한 것처럼 보이는데 왜 4단계까지 가야 하는지 의아할 수도 있다. 물론 이 레벨까지 다다른 것만으로도 훌륭하고, 박수받아 마땅하다. 그런데도 우리가 '습관 성형의 끝판왕'인 4단계로 가야 하는 이유는 바로 건강한 습관이 '의식적인 의지로 이루어지고 있느냐' 아니면 '무의식적으로 이루어지고 있느냐'의 차이에 있다.

의식적으로 행하는 노력에는 에너지가 든다. 의지력이 남보다 유달리 강한 사람도 있겠지만, 결국은 제한된 자원일 뿐이다. 언젠가는 고갈된다. 평생 지속 가능한 다이어트를 위해서는 고갈되지 않는 무한 동력의 연료가 필요하다. 그것이 바로 '습관'이다. 어떤 행위가 습관이 되면 뇌는 그 행동 패턴을 기억해 놓은 뒤, 에너지를 많이 쓰지 않고도 자동 반사적으로 그 행동을 할 수 있게 만든다. 매일 똑같이 반복하는 행동은 굳이 쓸데없이 에너지 낭비해 가며 명령하지 않겠다는 일종의 생존 기제이다.

이를테면 우리는 신발을 신을 때 왼쪽 발을 먼저 신을지 오른쪽 발을 먼저 신을지 고민하는데 에너지를 쓰지 않는다. 귀가할 때 길을 찾아가는 것도 마찬가지다. 집을 찾아가는 일에 매일 에너지를 써야 한다면 얼마나 피곤하겠는가. 딴생각을 하면서도 자연스럽게 발걸음은 집을 향한다. 하지만 여행지에서 난생처음 가보는 숙소를 찾아간다고 치자. 지도를 붙들고 이 방향이 맞는지 저 방향이 맞는지 한참을 고민하고 주변을 두리번거리면서 길을 찾아야 한다. 뇌는 긴장 상태에서 끊임없이 에너지를 써서 주의를 기울여야만 원하는 목적지에 이를 수 있다. 이렇듯 중수가 습관 성형 고수로 나아가기 위해서는 딴생각 중에도 집에 가는 길을 찾아가듯 건강한 습관이 자동적으로 몸에 배어야 한다.

습관 성형 고수가 되기 위한 방법은 단 하나. '무수한 반복'이다. 4단계야말로 왕도가 없다. 정말이다. 팁도 없고 노하우도 없다. 입문 단계에서 중수가 되기 위해서 배운 것을 그저 꾸준히, 우직하게 반복하고 또 반복해서 나의 뇌가 그 행동을 하는 데 더 이상 저항하지 않게 만들고 길들이는 것이 고수로 가는 유일한 지름길이다. 다만 이 책에서는 중수기에 머무르는 동안 정체기가 오거나 마음이 흔들려 포기하고 싶을 때 필요한 처방전을 다루려고 한다.

습관 성형 고수기

이 책이 지향하는 궁극적인 목표 지점이자, 모든 다이어터들의 롤모델, 습관 성형의 끝판왕인 고수에 해당하는 사람들은 자신의 몸과 마음에 가장 적합한 건강 습관이 무엇인지 누구보다 잘 알고 있고, 그것을 무의식적으로 실천하고 있다.

아래 항목에서 네 개 이상에 해당하면 진심으로 박수쳐 주고 싶다! 당신은 습관 성형 고수에 해당한다.
- 식사 때마다 식단에서 식이섬유와 단백질을 챙기는 일이 매우 자연스럽다.
- 운동을 해야 하니까 어쩔 수 없이 하는 것이 아니라, 밥 먹고 잠자

고 화장실 가는 것처럼 그냥 한다.

　- '모자람이 없다는 느낌'으로 먹었을 때 자연스럽게 식사를 마친다.

　- 음식이나 운동, 건강관리에 대한 강박이 없음에도 몸이 가볍고 건강하다.

　- 정신이 맑은 상태를 유지하며, 삶 속에서 충만한 자존감을 느낀다.

논어 위정편에서 공자님께서는 "마음 가는 대로 해도 법도를 넘지 않는다(從心所欲, 不踰矩)"고 말씀하셨다. 공자님도 일찍이 습관 성형을 실천하셨는지는 알 수 없지만, 이 문장이 습관 성형의 최종 목적지를 설명하는 가장 탁월한 수사인 것은 분명하다. 이는 살찌는 음식을 마구 먹고, 전혀 움직이지 않고 방만하게 살아도 몸매를 유지할 수 있다는 뜻이 아니다. 먹고 싶은 것을 마음껏 먹어도 몸에 부담을 주는 과식의 수준이 되기 전에 자연스레 멈출 줄 아는 절제의 미덕, 그리고 강박이나 스트레스를 받지 않고도 운동이 일상생활에 촘촘하게 배어 있어 늘 건강하고 활력 있는 삶을 영위하는 경지를 뜻한다.

그렇지만 말이 쉽지, 생존 본능의 산물인 '식욕'과 '귀차니즘'의 지배를 받는 우리 같은 평범한 인간들에게는 막연하게만 느껴질 수 있다. 그렇기에 습관 성형의 숙련도를 4단계로 나누고 초보부터 입문, 중수를 거쳐 고수가 되는 과정을 차근히 밟아야 한다. 비록 우리가 공자처럼 성인의 경지에 오르는 것이 목적인 사람들은 아니지만, 분명 건강한 다이어트의 지향점과 정신 수련은 많은 부분이 닮았다. 둘 다 하루아침에 이루어지지 않는 일이라는 점에서, 그리고 관찰과 실험을 거듭하며 자기 자신을 어제보다 더 나은 모습으로 성장시켜 가는 과정이라는 점에서 말이다.

　이렇게 습관 성형 숙련도에 따른 레벨을 알아보고, 내가 현재 어느 레벨까지 와 있는지도 알았으니 이제 습관 성형 초보라면 정확한 지식을, 입문자라면 습관을 바꾸는 보다 쉬운 스킬과 노하우를, 중수라면 지치지 않고 꾸준히 반복할 수 있도록 하는 마음 처방전을 앞으로 나올 내용에서 받아 가면 된다.

　잠깐! 다음 장으로 넘어가기 전에 여러분에게 들려주고 싶은 나의 이야기가 있다. 바로 책의 프롤로그에 소개했던 나의 과거와 현재, 그리고 그 사이 7년 동안 있었던 일에 관한 이야기다. 다이어트의 'ㄷ' 자도 몰랐던 습관 성형 생 초보였던 내가 어떻게 습관 성형을 시작해 20kg을 감량하고 7년간 유지하면서 이 책을 쓸 수 있었는지, 많은 이들이 궁금해했던 질문에 대한 답을 꺼내어 보려 한다. 과거에 내가 그랬던 것처럼 다이어트가 막연하고, 알아도 몸이 따라 주지 않는 누군가에게 용기가 되기를 바란다.

나의
습관 성형 연대기

초보기 – 다이어트 무개념 10대 소녀

나는 대한민국에서 가장 흔한 체형이다. 다리는 통통하고 그에 비해 상체는 말랐지만 근육 부족인 전형적인 하체 비만 체형. 이 체형의 장점은 하체만 어떻게든 커버하면 원하는 옷을 입는 데 크게 무리는 없다는 것이기에 입으로는 '다이어트 해야지' 하면서도 진지하게 다이어트를 실행하지는 않았다. 오히려 '어떤 옷으로 하체를 가릴까', '어떻게 하면 다리 부분만 편집해서 사진에 안 나오게 할까'에 더 관심이 있었다.

식습관은 또 어떨까, 과자나 달콤한 군것질을 좋아했고 짜고 자극적인 맛에 길들여져 있었다. 맛집 탐방이 낙이요, 밥 먹고 나서의 달콤한 디저트가 일상의 행복이었다. 채소는 특유의 쓸쓸한 향이 싫어서 잘 먹지 않았고 급식을 먹을 때는 탕수육, 스파게티 같은 고탄수화물 메뉴를 가장 큰 칸에 담고, 채소 반찬은 가장 작은 칸에 조금 담곤 했다.

한편 운동 신경으로 치면 전교에서 손에 꼽히는 허약체를 담당하고 있어서 체육시간만 되면 긴장이 되고 하기 싫어서 배가 아플 정도였다. 체육시간이 싫으니 운동도 싫고, 운동을 하지 않으니 근육이 없는 체질이 되어 운동을 조금만 해도 근육통이 심해서 다음 날 계단을 오르내릴 때마다 종아리와 허벅지가 아팠다. 몸이 아프니 운동을 하기 싫고 운동을 하지 않으니 조금만 해도 근육통이 생기고 다시 운동을 하지 않는 악순환이었다. 단맛과 짠맛에 길들여진 입맛에, 운동과는 담 쌓고 지낸 나의 10대는 그렇게 지나갔다.

스무 살에 만난 고칼로리의 별천지

운동 습관이나 식습관에 대해 아무 개념이 없는 상태로 미국에 교환학생으로 떠나게 되었다. 모든 음식이 한국보다 크고 짜고 달았다. 단맛과 짠맛을 좋아하던 나에게 미국 음식은 실로 자극적인 신세계였다. 큼지막한 치즈 케이크, 벌크 묶음으로 할인해서 판매하는 도넛, 머리가 띵할 정도로 달콤한 초콜릿, 갤런 단위로 파는 과일 주스. 게다가 가격까지 저렴하니 고당, 고탄수화물 위주의 식단을 자연스럽게 섭취했고, 하체는 물론 팔과 복부까지 폭발적으로 살이 찌기 시작했다. '나는 그래도 상체는 괜찮으니까'라는 알량한 자부심이 있었지만 그마저도 와장창 깨진 것이다.

1년 후 한국에 돌아왔을 때, 공항에서 만난 엄마가 나를 첫눈에 알아보지 못하는 것을 보고 충격을 받았다. 놀라울 만큼 살이 찐 딸의 모습을 보고 반가움보다 걱정과 염려가 역력했던 엄마의 표정을 아직도 잊을 수 없다. 워낙 비만 인구가 많은 미국에서는 20kg 찐 것쯤은 나도, 주변에서도 크게 개의치 않았기에 살이 많이 쪘다는 것을 실감하지 못했다. 그러나 한국은 달랐다. 지하철을 타면 그 칸에서 내가 제일 살찐 사람이었다. 학교 강의실에서도, 쇼핑을 하러 가도 마찬가지였다. 어디를 가나 주위를 둘러보면 그 공간 안에서 나보다 더 뚱뚱한 사람이 없었다. 1년 만에 한국 친구들과 만나면 첫인사는 항상 이랬다.

"야! 너 왜 이렇게 살이 많이 쪘어?"

혹자는 그게 뭐 대수냐고, 다른 사람들의 시선에 신경 쓰지 말고, 남들과 자신을 비교하지 말고 있는 그대로를 받아들이고 사랑하면서 당당하게 살면 되지 않느냐고 말할 수도 있다. 하지만 인간은 끊임없이 타인과 소통하고 타인으로부터 존재감을 인정받아야 하는 사회적 동물이다. 나의 외모에 대한 주변 사람들의 부정적인 평가는 자존감이 높은 편이었던 나조차도 점차 위축되게 만들었다. 게다가 내가 정말 마음에 들지 않았던 것은 뚱뚱한 내 모습 자체보다, 그 모습이 되기까지 아무것도 하지 않은 나의 무절제함이었다. 강의실로 가는 계단만 올라도 숨이 찰 만큼 체력을 방치하고, 아무 음식이나 보이는 대로 먹어치운 결과였기에 좀처럼 자존감을 회복하기 어려웠다. 그렇게 나의 다이어트 섭렵기가 시작되었다.

좌충우돌 다이어트의 시작

자몽과 식빵만 먹는 덴마크 다이어트부터 레몬 물에 카이엔 페퍼(고춧가루의 일종)를 타서 마시는 레몬 디톡스 다이어트, 과일 다이어트, 여자 아이돌의 다이어트, 단백질 셰이크로 끼니를 때우는 다이어트까지, 단기 다이어트로 유명한 방법은 닥치는 대로 이것저것 시도했다.

그리고 이때 처음 깨달았다. '식욕은 참으면 사라지는 것이 아니라 유예되는 것'이라는 사실을. 식욕을 억누르고 평소에 먹던 음식의 종류와 양을 180도 바꾸니 식욕은 사라지지 않고 꾸역꾸역 유예될 뿐이었다. 그렇게 유예된 식욕은 시한폭탄처럼 터지곤 했다. '폭식'으로 말이다. 먹고 싶은 것을 먹지 못한 스트레스가 매번 폭식으로 이어지는 것을 당해낼 수가 없었다. 폭식 후에 밀려오는 스트레스가 또다시 폭식을 부르는 악순환의 굴레를 벗어나지 못했다. 그러다 보니 다이어트를 하고 며칠은 살이 빠졌다는 소리를 들었지만, 빼면 다시 찌고 빼면 다시 찌기를 반복할 뿐이었다.

다이어트와 요요 사이를 오고 간 20대 초반을 겪고 나니 '다이어트 = 적게 먹고 많이 운동하고 사람들은 최소한으로 만나고 나 혼자 해야 하는 괴롭고 외로운 싸움'이라는 공식이 머릿속에 자리 잡아 버렸다. 하지만 '나는 왜 다이어트를 하는 거지?', '행복해지자고 하는 다이어트인데, 왜 이렇게 과정이 불행한 거야?'란 생각이 머릿속에서 떠나질 않았다. 뭔가 잘못되었다는 생각이 들기 시작했다.

목적과 수단의 불일치

그렇다. 나는 행복해지고 싶어서 다이어트를 시작했다. 입고 싶은 예쁜 옷을 제약 없이 마음껏 입고, 사람들 앞에서도 위축되지 않고 당당한 모습으로 빛나고 싶었다. 내가 좋아하는 사람에게 더 매력적이고 아름다운 사람이 되고 싶었고, 나이가 들어도 활력이 넘치고 싱그러운 사람이 되고 싶었다.

그런데 정신을 차려 보니 다이어트를 통해 얻고자 했던 목표와 내 현재의 삶은 정확히 반대로 가고 있었다. 다이어트를 시작하면서 약속 자리에 잘 나가지 않아 친구들에게 빈축을 샀으며, 어쩌다 모임이 있어도 다이어트를 한다고 적게 먹는 것이 눈치가 보여 사람들과 만나는 자리가 가시방석 같았다. 그 모습은 내가 생각한 당당함과는 거리가 멀었다.

무엇보다 다이어트를 하면 할수록 몸과 마음이 지쳤다. 에너지가 넘치는 사람이 되어야 하는데 이상하게 점점 더 피폐해져

갔다. 이런 상태가 계속된다면 설령 다이어트에 성공해서 멋진 몸매를 가지게 된들, 내 삶은 그 몸매를 유지하기 위한 끝없는 초조함과 조바심의 연장선일 것이 불 보듯 뻔했다. 이건 내가 원하던 삶이 아니었다.

　무엇이 잘못된 걸까? 우선 내가 꿈꾸는 모습과 내가 여태껏 시도해 온 다이어트 방법들을 종이에 적어 보았다. 그 결과 목적과 수단의 미묘한 불일치가 보였다. 나는 단지 유행하는 다이어트 방법이나 유명 연예인이 했다는 다이어트 방법을 무분별하게 답습하고 있었을 뿐, 단 한 번도 내 몸이 좋아하는 방법이나 내 생활 패턴에 적합한 방법이 무엇인지 진지하게 탐구해 본 적이 없었다. 철 따라 유행 따라 바뀌는 다이어트 비법들을 이 몸에 실험해 본 셈이다. 그 실험은 매번 폭식이라는 새드 엔딩으로 끝이 났다. 폭식하는 스스로를 책망하면서도 왜 폭식을 했는지, 폭식하는 그 순간 무슨 생각을 하고 있었는지도 고민해 보지 않았다.

그때부터 '누가 어떻게 살을 뺐다더라' 하는 '카더라 통신'은 볼륨을 꺼버렸다. 그리고 영양학과 운동생리학, 자존감과 관련된 심리학 책과 논문을 찾아 읽고 공부하기 시작했다. 내 몸에 최초로 관심을 가지게 된 시점이었다. 이때 내가 가지고 있던 편협하고 얄팍한 다이어트 낭설이 대부분 정리되었다. 다이어트는 식이요법과 운동, 두 가지로 결정되는 줄 알았는데 생활 자세 및 습관, 스트레스 정도, 소화 흡수력, 수면 시간, 호르몬, 생리 주기, 골반 틀어짐, 신체 온도 등 수없이 많은 요소가 균형 잡힌 몸매를 만드는데 중요한 역할을 한다는 것도 새롭게 알게 되었다.

올바른 다이어트 지식을 접하고 나니 습관 성형 '1단계 알아채기'는 자연스럽게 뒤따라왔다. 내가 달콤한 음식 앞에서 무너지는 이유는 그 음식이 생존에 필요하기 때문만이 아니라 다른 심리적인 원인이 작용한다는 것을 깨닫고 내 마음 상태를 되돌아보게 되었다. 나의 폭식 충동은 어떤 환경에서 발현되는지, 폭식을 하기 전후에 어떤 감정과 생각을 하고 있었는지, 나는 어떤 스트레스에 가장 취약한 사람인지를 알게 되었다. 운동을 미루는 순간에는 어떤 이유로 미루는지, 미룰 때의 내 사고의 흐름은 어떤지도 유심히 관찰했다. 참고로 이 일련의 과정은 정말 신기하고 재미있고 새로운 경험이었다. 살을 빼고 예뻐지고 싶다는 단순한 욕구에서 출발했지만, 나도 몰랐던 나에 대해 알게 되고 스스로를 이해하게 되는 것은 새로운 차원의 욕구를 충족하는 일이다. 인간은 온갖 삼라만상의 다양한 주제에 대해 호기심을 가지고 탐구 정신을 발휘하지만, 그 무엇보다 자기 자신에 대한 호기심을 충족하는 일이야말로 자신의 삶을 정의하고 내면의 중심을 바로 세운다는 점에서 가장 가치 있는 탐구라는 것을 이때 깨달았다.

중수기 – 나쁜 습관의 신호를 제거하고 대체 행동을 설계하기

당시의 나는 과도한 다이어트로 인한 체중 강박과 잦은 폭식으로 식욕 조절 중추가 제 기능을 하지 못하고 있었기 때문에 음식이 눈앞에 보이면 참지 못하고 남김없이 먹어 치우곤 했다. 정말 보이는 족족 입으로 들어갔다. 나에게 과식의 신호는 '음식이 눈앞에 있는 상황'이라는 것을 알게 되었고 그에 대한 대처로 냉장고와 찬장의 군것질을 모두 치웠다. 신호를 제거하기 위한 가이드라인도 세웠다. '공짜로 나눠 주는 음식도 받지 않는다.', '책상 위나 가방 안에 음식을 두지 않는다'와 같은 것들 말이다. 외식을 할 때면 늘 남들이 남긴 음식을 나 혼자 끝까지 싹싹 먹는 버릇이 있었는데, 음식이 남아도 밥을 다 먹으면 그릇을 치워달라고 해서 과식의 신호를 제거했다. 의지력을 실험할 상황 자체를 애초에 차단한 것이다.

치워도 음식이 자꾸 생각나고 먹고 싶을 땐 건강한 재료를 이용해서 만들어 먹었다. 과자같이 바삭한 식감이 당길 때는 통 현미와 아몬드, 캐슈너트, 호박씨, 해바라기씨를 넣고 수제 견과류바를 만들어 먹거나 요거트에 볶은 콩을 올려 먹었다. 아이스크림처럼 부드럽고 달콤한 것이 간절할 땐 얼린 바나나나 얼린 블루베리에 우유를 살짝 부어 셔벗처럼 먹었다.

이렇게 대체할 수 있었던 이유는 내 과식 패턴을 관찰한 것을 토대로 내가 무엇을 제일 좋아하는지 이해했기 때문이다. 그걸 기준으로 평생 안 먹고도 살 수 있는 음식과 안 먹고 참으면 욕구 불만이 쌓이는 음식을 구분했다. 내가 어떤 음식을 좋아하고 싫어하는지, 왜 좋아하는지 알고 나니 살이 덜 찌면서도 욕구를 해소해 줄 수 있는 음식을 만들어 먹게 된 것이다.

어떤 음식을 먹었을 때 유난히 속이 더부룩하고 피부 트러블이 생기는지도 알게 되었다. 365일 짜고 자극적인 음식만 먹을 때는 전혀 느끼지 못했는데, 나트륨과 당이 적고 식이섬유가 많은 식단으로 바꾸고 나니 자극적인 식단을 먹은 후에 찾아오는 기분 나쁨을 알게 되었다. 내 몸이 느끼는 것을 온전히 이해하고 나면 누가 시키지 않아도 먹는 것이 바뀐다. 어떤 음식이 나에게 더 이로운지, 그리고 나를 더 행복하게 만드는지 알기 때문이다. 이때쯤 짜고 단 것을 좋아하던 내 10대 때의 입맛은 싱그럽고 담백한 것을 좋아하는 입맛으로 서서히 변하기 시작했다.

좋은 습관의 신호를 삽입하고 대체 행동을 설계하기

운동이라면 어려서부터 질색했던 나였기에, 식습관을 성형하는 것보다 운동 습관을 성형하는 일이 더 까다로웠다. 헬스장이나 요가 학원을 등록해도 일주일을 못 가서 기부천사로 전락하는 나 자신을 숱한 시행착오를 통해 익히 알고 있었다.

예전 같으면 '역시 난 의지박약인가 봐…'라고 자책했겠지만 습관 성형의 원리를 이해하고 나니 왜 운동 계획이 매번 수포로 돌아갔는지 이해되었다. 평소에 하지 않던 운동을 갑자기 소화하려니, 에너지를 뺏기기 싫어하는 뇌는 생존을 위협받는다는 신호로 인식하고 극렬하게 저항했던 것. 급격한 환경 변화는 생존 본능에 정면으로 맞서는 무식한 접근이었으니 처음부터 승산이 없는 게임이었던 것이다. 그래서 이번엔 내 몸이 변화를 인지하지 못할 정도로 작고 가벼운 목표로 시작하기로 했다. 나 자신에게 실패의 경험을 주고 싶지 않았다.

우선 습관 성형을 위해서는 앞서 설명했듯 주재료인 신호와 보상이 필요하다. 그리고 습관의 신호는 시간/장소/기분/사람/행동 이 다섯 가지 안에서 결정된다는 것을 염두에 두고 운동 습관을 위한 신호-행동-보상을 아래와 같이 만들었다.

신호

시간 월, 수, 금 저녁 식사를 마친 후, 저녁 7시경

장소 사무실 앞 홍제천 길

행동 양치한 직후에 바로 운동화 신고 나가기

대체 행동

식후에 늘어져 쉬는 대신 10분 동안 걷기

보상

스마트폰 캘린더에 체크하기

신호는 최대한 명확하고 구체적으로 계획했다. 다이어트 계획을 세우면 꼭 바로 다음 날 친구와의 약속이 잡히거나, 운동을 가기로 결심한 시간에 이상하게 급한 업무가 생겨서 당장 처리해야 할 것 같은 상황이 발생한다. 서양 격언에 "악마는 세부 사항 속에 있다(The devil is in the details)"는 말이 있다. 아주 사소한 사건들이 큰 계획을 망치곤 한다. 그렇기 때문에 명확하고 노골적인 신호를 통해 실천에 방해물이 될 수 있는 예외적인 상황들을 최대한 차단할 수 있도록 했다.

대체 행동은 너무나 사소하고 쉬워서 도저히 실패하기가 힘든 목표(10분 걷기)로 시작했다. 습관 성형 초기에는 아직 습관화되지 않은 행동을 반복해야 하기 때문에 의지가 따른다. 그

런데 앞서 강조했듯 의지력은 제한된 자원이기 때문에 최소한으로 아껴서 사용해야 한다. 그래서 나의 '귀차니즘 본능'을 자극하지 않을 가볍고 낮은 수준의 목표를 세운 것이다.

보상은 금전적인 것보다는 성취감을 줄 수 있는 '기록'으로 정했다. 시간이나 비용이 들지 않고 다른 사람들에게 의존하지 않고도 혼자서도 할 수 있는 손쉬운 보상이기 때문이다. "에이, 기록이 어떻게 보상이 될 수 있겠어?"라고 말할지도 모른다. 하지만 기록이 나 스스로에게 주는 셀프 칭찬이라고 생각하면 이야기가 다르다. 성취를 기록하는 행위는 자신의 삶이 그만큼 가치 있다고 판단하게 해준다. 그리고 성취 기록이 축적되면 나중에 그것을 되돌아보았을 때, 친구나 부모님으로부터 칭찬을 받는 것과 마찬가지로 심리적으로 안정감을 주고 자존감을 높여 준다.

이렇게 시작한 시시하고 소소한 나의 운동 계획은 첫 일주일 동안 무사히 지켜졌다. 재밌는 사실은 목표는 소소했지만 그를 통해 얻은 성취감은 소소하지 않았다는 것이다. 무언가를 완수했다는 기쁨은 나에게 몸을 움직이는 것의 '재미'를 알려주었다. 운동이라면 알레르기 반응을 일으킬 정도로 싫어했던 나에겐 놀라운 변화였다. 언제부턴가 나는 운동하는 시간만을 기다리게 되었다. 일주일에 세 번 목표했던 것을 기꺼이 늘리기로 했다. 걷기로 했던 것을 좀 더 빠른 걸음으로 뛰어 보기로 했다. 그리고 홍제천을 벗어나 조금 더 멀리 가보고 싶은 마음까지 생겼다.

　홍제천 앞 10분 산책을 목표로 시작한 나는 3개월 후, 마포구청역에서 성산대교를 지나 난지한강공원까지 찍고 다시 돌아오는 7km 러닝 코스를 매일 뛰게 되었다.

끝없는 반복 훈련

　이렇게 식습관과 운동 습관을 성형한 후 나의 삶은 여러모로 바뀌었다. 살이 빠졌음은 물론이고 즐겨 먹는 음식과 음료는 물론 지금껏 달고 살던 잦은 질병도 사라졌다.

　올바른 방법으로 습관 성형에 성공했으니 이후로 흔들림 없이 현재까지 건강한 습관을 유지하고 있을까? 그렇다면 참 좋겠지만 안타깝게도 그렇지 않다. 머리로는 올바른 지식을 습득했고, 마음으로 나 자신을 이해할 수 있게 되었지만 20kg을 감량한 지금도 나는 여전히 습관 성형 다이어트 중이다. 습관을 잘 지키다가도 가끔은 자극적인 음식으로 업무 스트레스를 풀기도 하고, 술자리에서 야식도 야금야금 먹는다. 부모님이 사온 간식거리에 무너질 때가 있고, 동료의 디저트 제안에 모른 척 넘어갈 때도 있다. 오랜 친구들과 술 한 잔이 간절해질 때가 있고, 또는 아무 이유 없이 누가 권하지도 유혹하지도 않았는데 뼈에 사무치게 무언가가 먹고 싶을 때도 있는 평범한 직장인 다이어터일 뿐이다.

다만 7년 전의 나보다 지금의 내가 더 나은 모습이라는 것을 확실히 안다. 살을 빼기 위해 수많은 다이어트를 시도했지만 운동이든 식단이든 일주일을 못 가 자포자기하던 나였지만, 이제는 무너지더라도 다시 원래의 궤도로 돌아오는 회복 탄력성이 좋아졌다. 이제 나에게 다이어트란 평생 하는 것이고 '벼락치기 살 빼기'가 아닌 '라이프 스타일'이기 때문이다. 가끔 딴 길로 샐 때가 있긴 해도 나는 내가 다시 돌아갈 습관의 힘을 신뢰한다. 이렇게 끊임없이 반복하다 보면 10년 후에는 스킬과 노하우가 더 탄탄하게 자리를 잡고 거의 내 것이 되어 있으리라 믿는다.

습관 성형은 마치 근력 운동과 비슷하다. 근력이 없는 상태에서 근력 운동을 시작하면 너무 힘들고 괴로워서 금방 지친다. 그런데 계속 반복하다 보면 근육이 발달하고 힘이 세지면서 무거운 무게를 더 오래 들 수 있게 되고 근육통에서 회복하는 속도도 빨라진다. 처음에 습관으로 만들려고 할 때는 힘이 들고 괴롭고 금방 포기하게 되지만, 계속 시도하면 중간중간 실패를 할지언정 포기하기까지의 주기가 점점 길어지면서 오래 버틸 수 있게 된다.

다이어트는 단기간 안에 체중을 만들지 못하면 실패하는 단거리 달리기 시합이 아니다. 근육을 만들듯 평생 훈련하는 장거리 마라톤이다. 이 마라톤 시합을 완주하고 습관을 만들기 위해 가장 중요한 것은 끊임없이 반복하는 훈련의 절대량을 채우는 일이다.

습관 성형을 시작해 보자

우리는 모두 아름답고 사랑스러운 존재로 태어난다. 누구나 아기일 때는 예쁨, 못남의 차이 없이 순수하고 고결하다. 하지만 성장하면서 반복적으로 해온 식습관과 생활 습관에 의해 신체가 변화한다. 골격이 틀어지거나 굽기도 하고, 불필요한 지방이 쌓이기도 한다. 선천적인 지병을 제외하고는 몸은 여태껏 살아온 방식을 고스란히 보여 주는 결과물이다. 몸은 정직하다.

다르게 생각하면 앞으로의 삶의 방식을 변화시켜서 미래의 내 모습을 변화시킬 수 있다는 것이다. "진정한 여자는 태어나는 것이 아니라 만들어지는 것"이라는 말처럼 젊고 아름답고 건강하게 살고 싶다면 좋은 습관들을 하나씩 내 것으로 만들면 된다. 하지만 여전히 다이어트에 대한 낭설은 넘쳐 나고, 많은 사람들이 아직 다이어트의 핵심을 이해하지 못한 채 무리한 다이어트로 몸과 마음에 상처를 내고 있다. 다이어트의 핵심은 몸만 다듬는 것이 아니라 몸과 마음을 함께 다듬는 것이다. 몸과 마음은 서로 유기적인 관계이기 때문이다.

절대로 끝나지 않을 것만 같은 식탐과 요요의 굴레를 끝낼 수 있는 방법은 내 자신의 몸에 대한 올바른 이해와 사랑이다. 자, 이제 다음 장에서 자신의 몸을 이해하고 사랑할 수 있게 도와 주는 지식과 실질적 스킬을 하나씩 배워 보자.

PART 2

습관 성형 실천하기

식습관 성형

식습관 성형 전략 : 과식하는 습관을 바로잡고, 몸에 필요한 음식을 몸이 필요로 하는 시간에 먹는 습관을 만들어 보자.

처음에는 우리가 습관을 만들지만
나중에는 습관이 우리를 만든다.

-존 드라이든

과식을 부르는 습관
점검하기

1. 음식을 남기지 못하는 습관

"밥을 깨작깨작 먹으면 복이 나간다."

"지구 반대편에는 밥을 굶는 아이들도 있는데 네가 밥을 남기면 안 되지."

"밥을 남기는 건 땀 흘려 일한 농부에 대한 예의가 아니다."

우리는 이런 이야기를 들으면서 자랐다. '밥은 남기지 않고 설거지한 것처럼 깨끗하게 비우는 것이 미덕'이라는 도덕적 믿음을 가진 사람이 우리 세대에 나뿐만은 아닐 것이다. 먹을 것이 부족했던 시대를 살았던 우리 부모님들 대부분은 음식을 남기지 말라고 가르치셨다. 하지만 먹을 것이 과잉인 요즘에는 배부르기 전에 숟가락을 놓는 습관을 길러 주는 것이 보다 중요해졌다.

나는 어렸을 때 밥을 잘 먹지 않아서 어쩌다 밥그릇을 싹싹 비우는 날이면 "복스럽게 아주 잘 먹었다!"며 어른들로부터 칭찬을 받았다. 그 기억 때문인지 배가 불러도 밥을 남기지 못하는 버릇이 있다. 그릇에 한두 점씩 남아 있는 음식을 볼 때면 아무리 배가 불러도 입에 쏙 넣어 마무리하고 싶은 충동이 든다.

물론 밥은 먹을 만큼만 담고, 음식물 쓰레기는 최대한 줄이는 것이 맞다. 하지만 음식물 쓰레기를 만들지 않으려는 노력과는 별개로, 내게 주어진 음식이 필요한 식사량보다 많을 때는 남길 줄도 알아야 한다. 배가 부르면 그만 먹어야 한다. 내 몸은 음식물 쓰레기통이 아니다. 애초에 밥을 적게 담거나 적당한 양만 주문하고, 그럼에도 불구하고 식사량이 많을 때는 먹을 만큼만 덜어 먹고 남기자.

2. 식사량을 줄이고 군것질하는 습관

"밥은 살찌잖아. 밥 먹으면 왠지 살찌는 기분이 드니 안 먹을래."
"초콜릿이 먹고 싶은데 오늘 다이어트 한다고 밥 안 먹었으니까 하나 정도는 먹어도 되겠지?'

다이어트를 하면서 세 끼 식사량을 극단적으로 줄이면 그에 대한 보상 심리로 평소에는 먹지도 않는 음식이 생각나기 마련이다. 식사량을 줄인 후에 군것질하지 않던 사람이 돌연 군것질을 심하게 하는 경우는 매우 흔하다. 게다가 굶주린 상태에서의 군것질은 '한 입'으로 끝나지 않는다. 괜히 생각나는 초콜릿, 뭔가 아쉬워서 먹는 아이스크림, 출출한 기분 때문에 먹는 과자, 입이 심심해 홀짝거린 달콤한 음료, 커피와 함께 당연하게 치즈 케이크 한 조각…. 이런 것들을 야금야금 먹는다면 그냥 밥을 먹는 것보다 오히려 더 먹게 된다. 차라리 세 끼 식사를 든든히 하고 군것질을 하지 않는 편이 낫다.

한편, 이런 경우도 있다.

"초콜릿이 먹고 싶지만 다이어트 하면서 초콜릿은 금물이지. 초콜릿은 건강에 나쁜 음식이니까."

"고구마는 다이어트에 좋고 건강식품이니까 살 안 쪄. 괜찮아."

음식을 건강에 좋은 음식, 나쁜 음식으로 구분하면서, 다이어트에 좋다는 건강식품은 마음 놓고 군것질하는 경우다. 하지만 건강식품으로 알려진 것들 중에서는 고탄수화물에 당류 함량이 많은 식품들도 있다. 내 몸에서 사용하는 것보다 넘치는 탄수화물과 당을 섭취하면 우리의 알뜰한 생존 본능은 나중에 먹을 것이 떨어질 것을 대비해 배, 팔뚝, 허벅지 등 곳곳에 생존에 필요한 연료를 지방의 형태로 저장한다. 건강에 좋은 줄로만 알고 마음껏 챙겨 먹은 것들 중에서 우리를 살찌게 하는 복병이 숨어 있을 수 있다.

초콜릿이 너무 먹고 싶을 때 다크초콜릿 한 조각을 먹어서 식욕을 달랜다고 살이 찌지는 않는다. 그 정도 열량 섭취는 일상적인 활동을 통해서도 충분히 소비할 수 있다. 밥이 탄수화물이라고 무조건 피할 필요도 없다. 오히려 지방을 원활하게 연소하려면 탄수화물이 반드시 필요하다. 문제는 살찌는 음식은 피하면서, 살이 안 찐다고 믿는 음식으로 마음 놓고 허기를 채울 때 발생한다. 살이 덜 찌는 식품으로 군것질을 대체하는 것까지는 좋지만 마음 놓고 군것질하는 건 금물이다. 잊지 말자. 끼니든 군것질이든, 과식하는 습관은 우리를 살찌게 한다. 약간의 공복감도 견디지 못하고 끊임없이 야금야금 군것질을 하는 것은 습관 성형 대상 1호다. 적당한 공복감은 무시하고 넘어가는 습관을 길러야 한다.

쥐도 새도 모르게 살찌는 최악의 식습관 일곱 가지

1. 힘들게 밥의 양을 줄이면서 간식을 밥보다 더 먹는다.

예) 다이어트를 핑계로 저녁을 안 먹는 대신 밤에 식욕을 주체하지 못하고 빵, 과자 등을 야금야금 먹는다.

2. 음료수, 요구르트, 주스는 '마시는 거니까'라며 방심하고 벌컥벌컥 마신다.

예) 30분 동안 걷기 운동을 한 후 이온음료 500ml를 들이키면? 허무하게도 30분 운동하며 소모한 칼로리를 완벽하게 보충할 수 있다.

3. 다이어트 식단에 자주 등장하는 식품은 안심하고 배불리 먹는다.

예) 밥 한 톨 안 먹지만 끼니마다 고구마 두세 개를 먹는다. 감자, 고구마와 같은 구황작물은 고밀도 탄수화물 식품이라 덮어놓고 먹다보면 오히려 살이 찐다.

4. 저칼로리, 저지방 식품이라는 말에 마음이 편해져 부담 없이 먹는다. 그러다 보니 총량은 더 먹는다.

예) 저지방 크림치즈는 맛이 연하니 두 배를 바른다.

5. 밥은 덜어 내고 적게 먹는다. 하지만 짜고 자극적인 반찬은 많이 먹는다.

예) 밥 반 공기를 덜 먹는 대신 볶음, 장아찌, 햄, 소시지 등 첨가물 덩어리인 반찬들로 배를 채운다.

6. 가공 식품 뒷면의 영양 성분표를 못(안) 읽는다.

예) 표의 맨 위에 나와 있는 '1회 권장량'의 의미를 포장된 양 전체로 이해한다. 과자 뒤의 열량은 251칼로리라고 쓰여 있지만 그건 1회 권장량일 뿐, 한 봉지를 혼자 다 먹으면 1500칼로리라는 극악무도한 칼로리가 될 수 있다.

7. 먹으면 살이 빠지는 식품이라는 말에 현혹된다.

예) 세상에 살이 덜 찌는 식품은 있어도 먹으면 살이 빠지는 식품은 존재하지 않는다. 그런 제품들의 논리는 '이걸 먹으면 포만감이 커서 다른 음식을 덜 먹을 수 있어'이지만 현실은 다른 것들을 다 먹고 이런 식품까지 더 먹는다는 것.

3. 과식 후에 굶는 습관

"세상에, 진짜 너무하네. 한 달 동안 소식하고 운동해서 겨우 3kg 뺐
는데 어제 저녁에 과식 좀 했다고 바로 2kg이 다시 찌다니. 내일부터
굶어서라도 만회해야겠다."

"예전에 굶어서 뺐을 때는 일주일 만에 4kg을 뺐었는데, 이번엔 밥
을 챙겨 먹으면서 다이어트 하니까 체중에 반응이 없어서 답답하네.
그냥 확 굶어볼까?"

이 두 가지 생각에서 볼 수 있는 공통적인 고정관념은 '체중이 늘어
나면 살이 찐 것이고 체중이 줄면 살이 빠진 것'이라는 생각이다. 많
은 사람들이 가지고 있는 강력한 고정관념 중 하나다. 이는 반은 맞고
반은 틀리다. 체중의 오르내림과 살이 찌고 빠지는 것은 구분해서 생
각할 필요가 있다.

살이 찌는 것은 우리 몸의 지방세포가 커지는 현상이다. 지방세포
가 커지면 체중이 늘어나는 것은 맞지만, 체중이 늘었다고 지방세포
가 커진 것은 아니다. 특히 단기간에 체중이 늘었을 때는 더욱 그렇다.
우리 몸의 지방세포는 하룻밤 만에 몇 kg씩 커졌다 작아졌다 하지 않
는다. 폭식이나 절식으로 체중이 단기간에 널뛰는 이유는 지방이 아
닌 수분 때문이다.

마음을 다잡고 다이어트를 시작한 사람은 먹는 양을 평소보다 줄인
상태다. 이때 우리 몸은 저장되어 있던 지방보다 탄수화물을 먼저 가

져다 쓴다. 그런데 이 탄수화물 녀석은 자기보다 네 배 정도 많은 부피의 물을 같이 저장하는 성질을 가지고 있다. 일단 절식을 시작하면 탄수화물과 탄수화물 네 배 부피의 수분이 몸에서 쭉쭉 빠져나가게 된다. 하지만 이렇게 빠져나간 수분의 무게는 원래대로 식사를 하면 다시 채워진다. 이때 사람들은 요요가 왔다며 절망하지만, 이 현상은 요요가 아니라 수분의 장난에 깜빡 속은 것이라고 보아야 한다. 벼락치기 다이어트로 잠시 뚝 떨어진 체중은 사실 내 지방세포가 분해된 게 아니라 그저 탄수화물과 수분만큼의 무게가 빠져나간 것이다.

반대로 어쩌다 한 번 폭식을 하면 그만큼 섭취한 탄수화물과 그 탄수화물의 네 배에 해당하는 수분이 몸 안에 들어와 체중이 늘지만 지방세포가 갑자기 커진 것은 아니니 절망할 필요가 없다. 대부분의 사람들은 이때 조바심을 느끼고는 극단적인 절식을 통해서 이 사태를 만회하려 한다. 그리고 앞서 이야기했듯 극단적 절식은 또 다른 과식을 낳는 악순환이 반복된다.

과식 후에는 절식하지 말고 식이섬유가 풍부한 식단을 꾸려 보자. 다만 폭식으로 섭취한 탄수화물을 소모하지 않고 방치하면 지방세포로 저장될 수 있으니, 폭식한 다음 날에는 평소보다 강도 높은 운동을 통해 더 많은 에너지를 소모해야 섭취한 만큼의 탄수화물을 만회할 수 있다. 게다가 많이 먹은 날에는 에너지원이 충분해 평소보다 운동 능력도 좋아진다. 급히 찐 살은 급히 뺄 수 있다는 말이다.

지방세포는 우리의 꾸준하고 진득한 생활 습관에 따라서 천천히 커지거나 작아진다. 하루 폭식했다고 훅 커지지는 않지만 폭식이 습관이 되면 꾸준히 커진다. 반대로 고작 일주일을 식단 관리하고 운동한다고 해서 순순히 빠져 주지 않는다. 우리의 지방은 아주 끈질기고 진득하다.

그러나 긍정적으로도 생각해 보자. 천천히 꾸준히 다이어트를 해서 만들어 놓은 체중은 진짜 내 체중이다. 가끔 맛있는 음식을 즐기고 술자리를 가진다고 해서 바로 살이 찌지는 않는다. 장기간 꾸준히 괴롭혀야만 천천히 빠지기 시작하는 지방의 뚝배기 근성을 이해하고 역이용한다면 오히려 스트레스 없이 다이어트라는 길고 긴 마라톤에 골인할 수 있다.

더 이상 한 끼 폭식한 것으로 몸무게가 돌아왔다고 굶을 필요도 없고, 어디서 일주일 만에 4kg을 빼 주겠다는 광고를 봐도 귀를 팔랑거릴 필요도 없다.

TIP ◉

과식 후에는 절망하지 말고 *248 법칙!

*** 248 법칙 : 2L의 물을 마시며, 48시간 동안은 몸을 회복시키는 기간을 두는 것.**

1) 과식을 한 후에는 몸속에 나트륨이 많이 들어온 상태다. 신진대사를 높여 열량을 소모하고 48시간 내에 나트륨 배출을 돕기 위해서 하루에 2L의 물을 마신다.

2) 과식을 해서 평소보다 많이 먹으면 잉여 영양소는 당분의 형태로 간에 저

장된다. 간에 다 축적하지 못하고 남은 당분은 체지방의 형태로 저장되는데, 이 잉여 열량을 48시간 내에 연소시키면 체지방으로 전환되는 것을 막을 수 있다.

과식을 했다면 잉여 열량을 48시간 동안 부지런히 연소시키자. 그러나 반성하는 의미로 절식하지는 말자. 괜히 절식했다가 48시간 내에 다시 과식을 하는 일도 부지기수다. 이렇게 과식과 절식, 또 다시 과식과 절식이 반복되면 우리 몸은 외부 상황을 '생존 위기 상태'로 받아들이고 가능한 지방을 빼앗기지 않으려는 수비 모드로 전환된다. 그러면 먹는 족족 살이 되는, 일명 '잘 찌는 체질'이 되고 만다. 그러니 맛있는 음식을 마음껏 즐긴 후에는 다시 회복하는 시간을 주지만 절식은 하지 않는 현명한 다이어터가 되자.

48시간(회복 기간) 행동 지침서

식단

- 아침과 점심에는 과일이나 샐러드, 과일 스무디 정도로 속을 편하게 만들어 주자.
- 점심은 먹고 싶은 음식을 먹되, 탄수화물 식품의 양은 주먹 하나 부피 정도로 제한한다.
- 저녁에는 샐러드에 연어나 닭 가슴살 같은 단백질원을 추가해 근육 합성을 돕는다.
- 몸에서 나트륨이 빠져나가도록 브로콜리, 토마토, 양배추 같은 칼륨이 많은 채소를 챙겨 먹고 틈틈이 물을 마신다.

운동

- 심박수를 빠르게 올려 주는 마운틴 클라이머, 버피 테스트와 같은 고강도 유
산소 운동과 평소보다 강도 있는 근력 운동을 10분씩 번갈아 해보자. 가장 효
과적으로 체지방을 덜어 낼 수 있다.

4. 칼로리에 집착하는 습관

"권장 칼로리 계산해 보니 내 체중과 키면 1200칼로리만 먹으라고
하던데 100칼로리 더 먹으면 살로 가겠지?"

칼로리라는 개념 역시 다이어트를 논할 때 회자되는 대표적인 고정
관념이다. 칼로리가 높은 음식은 살이 많이 찌고 칼로리가 낮은 음식
은 적게 찐다는 생각이 완전히 틀린 것은 아니지만 칼로리 계산을 맹
신하는 다이어트를 추천하지 않는 데는 몇 가지 이유가 있다.

우선 다이어트를 다짐하고 야심차게 칼로리 계산 어플을 다운로드
받아 본 사람이라면 누구나 공감할 것이다. '콩자반 한 입, 김치 다섯
입, 밥 반 공기, 순두부찌개 건더기'를 입력하다가 갑자기 회의감이 밀
려온다. 칼로리 계산을 하다 보면 내가 지금 다이어트를 하려는 건지
수학 숙제를 하는 건지, 고작 100칼로리에 먹을까 말까 전전긍긍하는
자신을 발견하게 된다.

이런 경우도 있다. 야식으로 치킨을 딱 한 조각 먹었다. 칼로리 계산

기에서 '치킨 한 조각'을 검색해서 써 넣었다. 그런데 말이 한 조각이지, 치킨 집마다 양념, 기름 양, 크기가 다 달라서 치킨 한 마리당 많게는 1000칼로리까지 차이가 난다. 전자저울을 갖고 다니며 먹은 음식의 중량을 재서 정확한 칼로리를 계산한다 해도 그 수치가 내가 섭취해서 흡수까지 완료한 칼로리의 총량이 맞는지 의구심이 든다.

위의 상황에는 칼로리의 세 가지 함정이 숨어 있다. 첫 번째, 같은 키에 같은 체중인 두 사람이라도 살을 빼기 위해 섭취해야 하는 하루의 칼로리 양이 다를 수 있다. 근육 양이 많은 사람은 그렇지 않은 사람에 비해 에너지를 더 많이 쓰고 그만큼 하루에 먹는 칼로리의 양도 많아져야 한다. 권장 칼로리는 이를 반영하지 못한다.

두 번째 함정은 같은 음식이어도 크기와 무게에 따라 들어 있는 영양 성분이 다르고 구워 먹는지 생으로 먹는지 얼려 먹는지 등등의 조리법의 차이에 따라 칼로리가 달라진다는 것이다.

세 번째 함정은 키, 체중, 근육과 지방의 비율 그리고 먹는 음식의 조리 상태와 성분이 정확하게 동일하더라도 어떤 음식과 함께 먹느냐에 따라 체내에서 흡수되는 양이 다르다는 것이다.

그런데 사실 위에 나열한 과학적 이유를 차치하더라도 칼로리 계산을 맹신하면 안 되는 가장 큰 이유는 바로 '심리적인 이유'다. 칼로리를 계산하기 시작하면서 우리 뇌는 다이어트를 한다는 사실을 인지한다. '습관 성형 이해하기'에서 다이어트가 늘 실패로 끝나는 이유는 우리 몸이 다이어트를 생존에 반하는 행위라고 여겨 극렬히 저항하기 때문이라고 강조했다. 그렇기 때문에 습관을 성형할 때는 아주 작고 사소한 것으로 시작해서 우리 몸이 변화를 크게 받아들이지 않고 자연스럽게 적응할 수 있도록 해야 한다는 것을 이제 여러분은 잘 알고 있을 것이다.

그런 와중에 우리가 열심히 머리 써 가며 하루 섭취 칼로리와 소모 칼로리를 계산한다면? 이건 마치 "몸아! 나 지금 다이어트 하고 있어! 먹는 양을 줄이려 하고 있다고!"라며 큰 소리로 떠들어 대는 것과 같다. 몇 칼로리 이하로 음식 섭취를 제한해야 한다는 사실은 처음에는 괜찮지만 점점 스트레스가 된다. 하루 정량 칼로리보다 덜 먹으면 덜 먹은 대로 보상 심리를 느끼게 되고 계속 음식이 생각나게 한다. 정량 칼로리보다 더 먹으면 더 먹은 대로 스트레스를 받고 일희일비하게 된다. 이런 식의 다이어트는 오래 지속하기 어렵다. 먹는 음식이 대략 몇 칼로리인지 참고하는 것까지는 오케이. 하지만 칼로리 계산에 집착하는 것은 다이어트의 본질을 흐릴 뿐이다. 칼로리 계산기에 의존하기보다는 내 입맛과 몸에 잘 맞는 좋은 식품을 고르는 법을 훈련하고 적당량을 먹는 습관을 들일 것을 추천한다.

미국에서 출간된 <칼로리의 거짓말 The Calorie Myth>의 저자 조나단 베일러 Jonathan Bailor는 13년간의 연구를 통해 칼로리 계산이 무의미하다는 결과를 내놓았다. 베일러는 "우리의 몸은 균형을 유지하도록 설정되어 있어서 건강한 음식을 먹으면 뇌가 알아서 칼로리를 산출한다"고 하였다. 즉, 매일 폭식을 해도 된다는 의미가 아니라, 영양소를 균형 있게 섭취하면 몸은 그에 맞춰 폭식을 거부하고 필요한 칼로리만을 흡수하고 에너지를 낸다는 뜻이다. 하지만 우리가 흔히 사용하는 칼로리 계산기는 그저 음식 이름과 그에 따른 보편적 칼로리만을 보여줄 뿐이다. 그렇기에 칼로리 계산으로 내가 먹어야 할 음식 양을 조정하는 것은 큰 의미가 없다.

가장 큰 변화는 밥 먹을 때 과식하지 않는 것이에요. 식사를 차릴 때 영양소가 다 있는지, 부족한 것은 없는지 체크하며 먹게 됐어요. 마트에서 영양 성분표를 보면서 장을 보면 시간 가는 줄 모를 만큼 장보기가 즐거워요.

- 지연, 26세

5. 자극적으로 먹는 습관

"먹어 봤자 다 아는 맛."

다이어트에 성공한 어떤 여가수가 식욕 조절 방법에 대해 남긴 명언이다. 하지만 모르는 맛이면 모르는 대로 호기심에 먹고, 아는 맛이면 맛있다는 것을 아니까 먹고, 이래서 먹고 저래서 먹는 우리에게는 전혀 공감되지 않는 말이다. 왜 맛있는 음식들은 우리가 다 아는 맛임에도 뒤돌아서면 또 먹고 싶고 자꾸 생각나는 걸까?

어렸을 때부터 우리의 미각은 알게 모르게 자극적인 맛에 길들여졌다. 집집마다 어머니의 손맛에 따라 차이는 있겠지만, 우리가 일상적으로 가는 식당의 음식이나 마트에서 쉽게 사 먹을 수 있는 가공 식품들이 대부분 짭짤하거나 달콤하거나 기름진 데는 다 이유가 있다.

식품업계의 목표는 가장 저렴한 원재료로 비용을 아끼면서 최대한 맛있게 만드는 것이다. 그래야 소비자에게 선택받을 수 있기 때문이다. 그러려면 소금, 지방, 설탕을 절묘하게 배합해야 한다. 우리가 맛있다고 생각하는 음식들을 떠올려 보면 모두 이 세 가지 재료들의 환상적인 콜라보레이션을 통해 탄생한 것들이다. 케이크(설탕, 지방), 떡볶이(설탕, 소금, 지방), 피자(설탕, 소금, 지방) 등, 이런 음식을 먹으면 입맛이 확 당기면서 혈당이 빠르게 오른다. 문제는 이런 음식들이 우리 뇌의 도파민 체계와 식욕을 자극하기 때문에 담배나 도박만큼이나 강력한 중독성을 가진다는 사실이다.

식품 회사들은 더 많은 지방을 넣어 음식을 고소하고 부드럽게 만들고, 더 많은 합성첨가물과 감미료로 감칠맛을 더하며, 당을 콸콸 부어 넣어 혀가 마비될 만큼 달콤하게 만든다. 매스컴의 상업광고는 사람들의 식욕을 자극해서 소비자가 한 입이라도 더 먹게 하기 위해 끊임없이 연구한다. 그래서 현대인은 어지간히 짜고 달아서는 좀처럼 맛있다고 느끼지 못하는 것은 물론 점점 더 자극적인 음식을 갈구하는 '미각 중독'에 빠져 있다.

하지만 중독에 빠진 우리의 미각을 식품 회사의 탓이라고만 할 수는 없다. 맛있는 음식은 수요가 높은 반면, 맛없고 싱거운 음식은 시장에서 외면받으니 기업은 철저한 자본주의 논리에 입각해 소비자가 기꺼이 지갑을 여는 시장을 충실히 공략하는 것뿐이다. 그러다 보니 '인간의 식탐'이라는 본능적 수요를 반영한 가공 식품들은 점점 더 자극적으로 진화하고, 우리의 입맛도 웬만한 자극에는 내성이 생겨 점점 더 자극적인 것을 갈구하게 되는 것이다. 반대로 의식 있는 소비자들이 늘어나 시장에서 정직한 성분의 제품들이 선택받고 당, 나트륨, 지방이 가득 들어 있는 제품이 외면받는다면 식품 회사들은 자연스럽게 소비자의 수요를 반영한 제품을 내놓을 수밖에 없다.

그러기 위해서 우리는 일단 단맛과 짠맛의 중독으로 치닫는 입맛을 다시 싱겁게 우회시켜야 한다. 그리고 우리 입맛을 중독으로 몰아넣는 식품과 그렇지 않은 식품을 구분할 줄 아는 변별력을 길러 소비자가 더 나은 식품을 선택할 수 있는 환경을 만들어야 한다.

좋은 재료로 만든 담백한 음식으로 충분히 배가 부르고 첨가물이 없는 재료 본연의 맛을 좋아하게 된다면 식사량을 조절하는 것도 훨씬 쉬워진다. 애초에 식사량 조절이 힘든 이유는 한 입 먹을 것을 두 입 먹게 하고, 두 입 먹을 것을 세 입 먹게 하는 자극적인 맛과 향의 탓이 크기 때문이다.

미각 성형법을 알아보기 전에, 우선 나의 상태를 정확히 진단해 보자. 미각 중독 테스트로 내 입맛이 얼마나 자극적인 음식에 중독되어 있는지 알아보기 위해 아래 질문에서 '네'라고 대답한 항목의 개수를 세어 보자.

T E S T ◉

미각 중독 테스트

- 밥을 먹고 나면 초콜릿이나 아이스크림이 생각난다. 네/아니오

- 가방 속이나 책상 서랍 속에 달달한 군것질거리가 있다. 네/아니오

- 국밥이나 삼계탕을 먹을 때 일단 소금을 뿌리고 본다. 네/아니오

- 식당에 가면 밥이 나오기 전에 김치나 반찬을 먼저 먹는다. 네/아니오

- 떡볶이나 짜장면 먹을 때 단무지를 같이 먹어야 맛있다. 네/아니오

- 간을 하지 않은 싱거운 식사를 하면 왠지 먹은 것 같지 않고 불만족스럽다. 네/아니오

- 라면이나 비빔국수 만들 때는 소스나 수프를 남김없이 다 털어 넣는다. 네/아니오

- 드레싱을 뿌리지 않은 샐러드나 생 채소는 정말 맛이 없다. 네/아니오

- 고기 먹을 때는 쌈장을 찍어 먹는다. 네/아니오

- 카페에 가면 단 음료를 선택한다. 네/아니오

- 만두나 어묵을 먹을 때 간장을 찍지 않으면 뭔가 허전하다.　　네/아니오

7~11개 **미각 중독** 미각 둔감 수준이다. 미각 중독은 단순히 다이어트에 해가 될 뿐 아니라, 폭식증, 성인병으로 이어질 수 있다. 하지만 너무 걱정하지는 말자. 미각은 얼마든지 바뀔 수 있다.

3~6개 **미각 주의** 중독 수준은 아니지만 둔해질수록 맛에 내성이 생겨 더 자극적인 음식을 찾으니 지금부터 관리할 것. 조금 더 예민하고 깐깐하게 맛을 보는 식습관으로 발전시켜 보자.

0~2개 **미각 안전** 건강한 미각의 소유자다. 미각이 예민해 싱거운 음식도 맛있게 먹고, 첨가물 없이도 자연 본연의 맛에서 감칠맛을 느낄 수 있다. 이 입맛을 유지하면서 양을 조절하는 것에 신경 쓰자.

미각 중독 테스트에서 높은 점수가 나왔다고 해서 좌절하지는 말자. 나 자신도 불과 몇 년 전에는 열한 개의 항목에 모두 '네'라고 답하는 심각한 미각 둔감자였다. 식습관을 성형하는 방법을 알고 몇 번의 훈련을 반복하면 당신도 건강한 미각을 되찾을 수 있다. 지금 당장 시작해 보자.

언제 먹을까?
내 몸이 음식물을 필요로 할 때!

-

다이어터에게 가장 좋은 식단 관리는 '배가 고플 때'만 먹는 것이지만 대부분의 사람들은 배가 고파서가 아니라, 마음이 고파서 먹는다. 좋은 일이 생겨서 먹고 화가 나서 먹고 슬퍼서 먹고 심심해서 먹는다. '배고픔'이라는 이유 외에도 다양한 이유로 허기의 여부와 상관없이 우리들은 먹고 또 먹는다. 왜일까?

그 이유는 포만감을 느끼는지 여부를 소화기관이 아닌 뇌가 결정하기 때문이다. 포만감을 느끼는 포만 중추는 감정의 영향을 받는데, 마음이 편안할 때 포만 중추는 만족감을 느낀다. 반면 상실감, 결핍감, 고독감, 분노감, 자존감 하락, 조바심, 다이어트 강박, 업무 스트레스 등 부정적인 감정은 중추 신경계를 자극해 식욕을 불러일으키는데, 이를 '감정적 허기'라고 한다. 즉, 감정적 허기란 몸이 음식을 필요로 하지 않는 순간에도 뇌가 심리적 결핍을 음식으로 보상받고자 하는 일종의 보상 심리다. 감정적 허기를 음식이 아닌 다른 방식으로 보상한다면 불필요한 음식 섭취를 막을 수 있다.

그러려면 우선 몸에서 진짜 연료가 필요해서 신호를 보내는 '신체적 허기'와 '감정적 허기'를 구분할 수 있어야 한다. 조금만 주의를 기울이면 쉽게 구분할 수 있다.

감정적 허기	신체적 허기
갑작스럽게 허기가 느껴진다	뱃속에서 나는 '꼬르륵' 소리, 속쓰림 등 꾸준히 단계적으로 허기의 신호를 보낸다
초콜릿, 매운 것 등 특정 음식이 당긴다	어떤 음식을 먹어도 상관없다
머릿속에 먹고 싶은 음식이 맴돈다	뱃속에서 음식을 원한다
감정이 심란하다	어지럽거나 기운이 떨어지는 증상이 나타난다
무의식적으로 먹는다	먹고 있는 음식을 분명하게 의식한다
배가 불러도 멈추지 못한다	배가 부르면 그만 먹는다
먹은 후 죄책감을 느낀다	먹고 나면 만족과 행복을 느낀다

신체적 허기는 점진적으로 커진다. 뱃속에서 꼬르륵거리는 신호가 오기 시작하며 어떤 음식이든 상관없이 먹고 싶어진다. 신체적 허기로 인해 음식을 먹는다면 배가 부르면 그만 먹을 수 있고, 죄책감이나 수치심을 느끼지 않는다.

하지만 감정적 허기는 느닷없이 생긴다. 배가 아닌 머리로 허기를 느끼며, 감정이 심란할 때 더 심해진다. 배가 불러도 멈출 수 없고 먹고 나서는 죄책감이 밀려온다. 가장 큰 특징은 특정 음식이 먹고 싶다는 것이다. 그 음식이 머릿속을 떠나지 않고 당장이라도 뛰쳐나가 그것을 먹어야만 할 것 같다면 감정적 허기라는 증거다.

가장 간단하게 감정적 허기를 구분하는 방법을 알아보자. 식사 후세 시간 이내에 배고픔이 느껴진다면 물 한 컵을 마시고 20분만 다른 일에 몰입하며 식욕을 참아보는 것이다. 20분 후에도 계속 배가 고프다면 식사량이 부족해서 느끼는 '신체적 허기'이고, 더 이상 배고프지 않거나 특정 음식이 계속 머리에 동동 떠다닌다면 '감정적 허기'다.

갑자기 예기치 않게 비가 내리면 잠시 기다려 보는 것과 같다. 소나기가 아니라면 우산을 사야겠지만, 기다리다가 비가 그친다면 우산을 사는 건 너무 아까운 일이다. 대체로 감정적 허기는 소나기와 같다. 20분만 참으면 그치기 때문에 섣불리 음식을 먹을 필요가 없다. 서둘러 우산을 사지 말고 딱 20분만 기다리는 지혜를 발휘해 보자.

감정적 허기는 스트레스에서 벗어나 기분을 변화시키고자 하는 자연스러운 '본능'이다. 따라서 문제의 근본적 원인은 감정적 허기를 다

스리지 못하는 나의 박약한 의지가 아니라 스트레스 그 자체로 보아야 한다. 그래서 가짜 식욕을 이기고 음식을 꼭 필요할 때만 섭취하기 위한 첫 번째 방법은 내 마음 상태를 돌아보고 근본적 문제를 해결하는 방법이다. 스트레스를 받는 원인, 그 감정을 파악하고 스스로에게 솔직해지면 안도감을 얻을 수 있고 감정적 허기도 예방할 수 있다. '알아채기 〉 신호 찾기 〉 대체 행동 실험하기' 과정을 하는 것이다.

1단계 : 알아채기

식욕이 강하게 느껴진다면 종이와 펜을 꺼내 그 순간에 느끼는 감정을 적는다.

예) 지금 당장 짬뽕이 너무 먹고 싶다. 짭짤하고 자극적인 것을 후루룩후루룩 해치우고 싶다.

2단계 : 신호 찾기

지금 이 식욕이 촉발된 원인이 드러날 때까지 꼬리에 꼬리를 물고 질문하고 답변한다. 시간, 장소, 생각, 사람, 행동 등 모든 요소를 검토하며 문답 과정을 종이에 적는다.

예) 내가 지금 짬뽕을 먹고 싶은 게 배가 고파서인가? 그건 아니다. 밥은 세 시간 전에 먹었잖아. 식사량이 적었나? 그것도 아냐. 오늘은 분명 충분히 먹었는데. 언제부터 짬뽕이 생각

났지? 방금 메신저를 확인하고 얼마 지나지 않아 짬뽕이 갑자기 먹고 싶었어. 내가 메신저에서 본 건…. 헤어진 남자 친구의 프로필 사진이 웬 여자 사진으로 바뀌어 있었지. 맞아, 그랬어. 애써 외면했지만 난 지금 뭔가 질투심 같은 뜨거운 감정을 느끼고 있구나.

3단계 : 대체 행동 실험하기

2단계에서 찾은 원인이 신체적 허기였다면 식욕 억제 효과가 있는 음식으로 달래 주면 된다. 단, 나트륨, 지방, 과당, 정제된 탄수화물, 설탕, 밀가루가 과하게 들어간 음식 대신 자연 식품을 먹어 보자. 과자 대신 생고구마를, 달달한 음료 대신 두유를, 초콜릿 대신 견과류를 먹어 보자. 처음에는 자극적인 음식이 계속 생각나더라도 조금씩 자연의 입맛을 되찾기 시작한다.

반면 스트레스로 인한 감정적 허기라면 무언가를 먹느니 우선 따뜻한 차 한 잔을 마시면서 마음을 추스르는 편이 낫다. 천천히 차를 마시고 향을 맡으면서 울컥했던 감정을 잠재우는 것만으로도 식욕을 효과적으로 감소시킬 수 있음은 물론, 먼지바람이 일어난 듯 어지러웠던 감정이 잠잠해지면서 좀 더 명확하게 그 감정을 직시할 수 있다. 이성적으로 상황을 해결할 수 있는 다른 대체 행동을 찾아보고 이 과정도 모두 종이에 적어 보자.

예) 질투심이라는 감정이 순간적으로 확 일어나서 뭔가 화끈한 것이 먹고 싶었나봐. 정확히 말하면 자존감에 상처를 받았던 것 같아. 그렇지만 곰곰이 생각해 보니 꼭 누군가에게 사랑받아야만 가치 있는 사람인가? 나 혼자서도 행복할 수 있는 사람이 되는 것이 더 중요하지. 예전 같았으면 음식이나 술로 이 기분을 풀었겠지만, 내 몸을 상하게 하는 방법이라 그렇게 하고 싶지 않아졌어. 나를 위해서 해줄 수 있는 다른 보상을 찾아보자.

운동은 훌륭한 식욕 해소제가 될 수 있다. 운동을 하면 뇌에서 기분을 좋게 만드는 호르몬인 세로토닌이 나오고 이는 스트레스, 분노, 두려움, 우울함과 같은 부정적 감정에서 오는 가짜 식욕에서 우리를 꺼내 줄 수 있다. 특히 스쿼시, 달리기, 줄넘기처럼 짧은 시간에 강도 높은 운동을 하면 스트레스가 효과적으로 해소된다. 신체에 가하는 물리적 스트레스로 정신적 스트레스를 분출하게 해주기 때문이다.

쇼핑을 하거나 사진 찍기, 영화 보기, 책 읽기 등의 취미 생활을 통해 스트레스를 극복하는 것도 좋은 방법이다. 지금까지는 술을 마시고 자극적인 음식을 찾으며 스트레스를 풀었다면 다른 활동을 이것저것 시도해 보면서 어떤 방법이 내게 맞는 스트레스 해소법인지 찾아보자.

자꾸 생각나는 음식으로 알아보는 감정 결핍 상태와 대체 식품

초콜릿 - 애정 결핍

이성 간에 사랑의 감정을 느낄 때 뇌에서 분비되는 페닐에틸아민이라는 물질이 초콜릿에도 들어 있다. 그렇기 때문에 애정이 필요할 때 초콜릿이 생각난다.

대체 식품 : 카카오 함량 70% 이상의 다크초콜릿 한 조각. 다크초콜릿을 고를 때는 카카오매스와 카카오버터 함량을 합쳐서 70%가 넘는 것을 고르자.

맵고 자극적인 음식 - 권태감

현재의 상태가 지겨워 벗어나고 싶고 스릴을 느끼고 싶을 때 맵고 자극적인 음식이 당긴다. 뭔가 새롭고 짜릿한 일을 겪을 때 느끼는 기분을 자극적인 음식을 통해서 느끼고 싶은 것.

대체 식품 : 평소 즐겨 먹는 식사에 페퍼론치노 가루나 청양고추를 썰어 넣기. 매운 소스에는 대체로 설탕도 많이 들어가기 마련인데, 페퍼론치노나 청양고추를 사용하면 설탕을 빼고 매운맛만 취할 수 있다.

빵, 밥, 국수 - 우울감, 무기력

스트레스를 받거나 과도한 다이어트로 인해 섭취하는 탄수화물 양이 급격히 떨어지면 스트레스 호르몬인 코르티졸이 분비되어 우리 몸에 탄수화물의 갈망을 일으킨다.

대체 식품 : 정제하지 않은 통현미로 만든 밥, 통밀 면으로 만든 스파게티, 통밀이나 통호밀로 만든 빵

바삭바삭한 튀김류 - 분노, 답답함

구강에서 두개골까지 와삭와삭 소리가 크게 울릴 만큼 씹는 소리가 경쾌한 음식들은 현실에서 무언가 잘 풀리지 않는 일들이 시원하게 풀어졌으면 하는 갈망이 있을 때 더욱 당긴다. 소리와 함께 감정이 해소되는 듯한 느낌을 받기 때문이다.

대체 식품 : 무염 아몬드, 피스타치오 같은 견과류 반 줌

느끼한 크림치즈나 버터 - 삭막함

기름지고 느끼하며 질감이 미끈미끈한 음식이 당긴다면 일상에 부드러움과 즐거움이 필요할 때다.

대체 식품 : 아보카도, 그릭 요거트

나에게 맞는 식사 시간 계획하고 규칙적인 식습관 만들기

신데렐라의 마의 시간이 밤 12시인 것처럼, 다이어터의 마의 시간은 저녁 6시로 알려져 있다. 다이어트를 위해서는 반드시 지켜야 할 절대 법칙처럼 알려진 '저녁 6시 이후 금식'은 사실 저녁 10시에 취침하는 사람을 기준으로 만들어진 법칙일 뿐, 각자의 생활 패턴에 따라 식사 시간을 조정하면 된다. 아래의 기준에 따라 나만의 식사 시간을 정하고 규칙적으로 반복해 보자. 식사 시간이 일정하면 몸이 알아서 음식물이 들어오는 시간을 학습하기 때문에 정해진 시간에만 식욕을 느끼게 되고, 시도 때도 없이 공복감을 느끼지 않게 된다.

1. **저녁 식사 시간 정하기** 취침 시간으로부터 네 시간 안에는 물 이외에 먹지 않는다. 만약 매일 밤 12시에 취침하는 사람이라면 식사 시간을 저녁 7시 30분에서 저녁 8시 사이로 하는 것이 좋다. 숙면을 위해서는 배부르지 않게 공복감을 해소할 정도의 양을 먹는 것이 좋다.

2. **점심 식사 시간 정하기** 저녁 식사 시간으로부터 5~6시간 이전에 식사를 마칠 수 있게 정한다. 저녁 식사 시간이 6시인 사람은 점심을 정오에서 오후 1시 사이에 먹으면 된다. 점심은 하루 중 가장 든든하게 먹어야 하는 끼니다.

3. **아침 식사 시간 정하기** 점심 식사 시간으로부터 4~5시간 이전에 식사를 마칠 수 있게 정한다. 아침 식사는 점심까지 배가 고프지 않을 정도로 가볍게 먹을 양이면 충분하다.

무엇을 먹을까?
양질의 균형 잡힌 식단을!

-

이제 언제 식사를 해야 하는지는 파악했고, 정작 가장 중요한 '무엇을 먹을지'에 대해 다들 궁금해졌을 것이다. 지금까지 내내 등장했던 '영양 균형이 잡힌' 식단을 '적당량' '과하지 않게' '골고루' 먹으라는 등의 모호한 수식들 때문에 혼란스러웠을 여러분의 머릿속을 말끔히 정리해 주는 코너다. 도대체 얼마나 먹는 게 '적당량'인지, '골고루'라는 것은 '무엇을' 챙겨 먹는 것인지 속 시원히 알아보자.

1. 이상적인 영양소 비율과 영양소별 대표 식품 : 영양 식판

학창 시절에 한 번쯤 써 보았을 급식 식판을 기억할 것이다. 머릿속에 아래의 영양 식판을 기억해 두었다가 한 끼 식사 구성을 할 때 활용해 보자. 점심 도시락을 쌀 때나 저녁 외식 메뉴를 고를 때뿐 아니

라, 뷔페에 가서도 아래의 영양 식판만 기억한다면 이상적인 한 끼 식
사를 구성할 수 있다.

20% 고기, 생선, 달걀, 콩류

콩, 두부, 지방 적은 고기 부위(닭 가슴
살), 달걀, 고등어, 연어, 그릭 요거트

10% 유지류 및 견과

아몬드, 호두, 캐슈너트, 해바라기
씨, 호박씨, 올리브오일

40% 신선한 채소

(과일은 이 안에서 10% 이내)

상추, 치커리, 청경채, 비트, 케일, 양배
추, 겨자채, 셀러리, 파프리카, 토마토,
브로콜리, 가지, 양파

30%

비정제 곡류 및

구황작물

현미잡곡밥, 통밀빵, 통밀파스
타, 현미 그래놀라, 감자,
고구마, 단호박

40% 신선한 채소

우리가 하루에 먹는 과일과 채소는 생각보다 많지 않다. 특히 채소
는 우리 몸에 필요한 비타민과 무기질 등을 많이 포함하고 있어 피로
를 덜 느끼게 하며 혈관을 깨끗하게 만들어 준다. 한 끼 식사량을 식
판 크기라고 가정했을 때 40% 면적을 차지하는 양을 챙겨 주자. 채소
의 대부분은 수분과 식이섬유이기 때문에 생 채소는 제한을 두지 않고
충분히 먹어도 괜찮다.

30% 비정제 곡류 및 구황작물

우리가 주식으로 삼는 밥, 빵, 시리얼 등의 대표적인 탄수화물이 여기에 속한다. 에너지를 내고 뇌를 구동하기 위해 꼭 필요한 영양소이지만, 문제는 이 탄수화물의 비율이 우리의 식단에서 차지하는 비율이 너무 커졌다는 것이다. 식이섬유와 단백질, 무기질을 함께 섭취할 수 있는 비정제 곡류 위주로 구성해 보자. 쌀밥보다는 현미밥, 식빵보다는 통밀빵으로 바꾸면 영양적으로도 훌륭해지고 포만감도 오래간다.

20% 고기, 생선, 달걀, 콩류

근육을 만드는 중요한 영양소인 단백질이다. 소고기 중에서는 우둔살 및 사태살, 돼지고기의 앞다리살, 닭 가슴살, 연어, 새우, 콩류, 달걀이 여기에 속한다. 단백질 하루 권장량(성인 기준 본인의 몸무게x1g)을 충분히 섭취하자.

10% 유지류 및 견과

지방은 건강한 머릿결과 피부, 그리고 원활한 지방 대사를 위해 꼭 필요한 영양소다. 하지만 치킨이나 케이크 같은 음식이 아닌 건강한 식품으로부터 섭취하자. 아몬드, 호두, 잣 등에 들어 있는 불포화 지방을 추천한다.

앞서 본 영양 식판을 통해 이상적인 영양소 비율과 영양소별 대표 식품을 구성하는 법을 알게 되었다. 그런데 가공식품을 고를 때는 어떻게 해야 할까? 일반적으로는 '칼로리' 숫자만을 확인하지만 사실 다이어트와 건강을 위해서 반드시 확인해야 하는 숫자들은 따로 있다. 바로 영양 성분표 위의 숫자들이다. 영양 성분표 제대로 보는 법을 익히고 식품을 고르기 전에 늘 확인하는 습관을 들여 보자.

영 양 성 분 표

1회 제공량 00 (000g)
총 00회 제공량 (000g)

1회 제공량당 함량		*%영양소 기준치
열량	000kcal	
탄수화물	00g	00%
당류	00g	
단백질	00g	00%
지방	00g	00%
포화 지방	00g	00%
트랜스 지방	00g	
콜레스테롤	00mg	00%
나트륨	00mg	00%

* % 영양소 기준치: 1일 영양소 기준치에 대한 비율

1회 제공량의 함정에 속지 말자!

영양 성분표를 볼 때 '칼로리' 숫자보다 먼저 봐야 할 것은 '1회 제공량'이다. 어떤 음식이든 표기된 1회 제공량을 먼저 확인한 후, 그 양이 어느 정도인지 파악하고 영양 정보를 대입해야 한다.

식약처의 '식품 등의 표시 기준'에 따르면 영양 성분 함량은 1회 제공량 혹은 100g(100ml)을 기준으로 작성하도록 되어 있는데, 대부분의 제품은 1회 제공량보다 제품의 용량이 더 많기 때문에 칼로리를 제품 용량에 맞춰서 다시 계산해야 한다.

속은 예 열량이 120kcal라고 써 있는 통밀 초코 쿠키, 안심하고 한 봉지를 비웠는데 알고 보니 1회 분량은 쿠키 두 개. 한 봉지를 다 먹으면 밥 세 공기에 해당하는 칼로리라면? 함정에 빠진 것.

당류의 양을 확인하자!

영양 성분표의 탄수화물 항목에는 영양소 기준치 비율이 표기되어 있다. 하지만 바로 아래의 당류는 비율이 따로 적혀 있지 않다. 당은 1일 영양소 기준치가 따로 없기 때문인데, 문제는 이 당류가 다이어트의 가장 큰 적이라는 사실.

WHO(세계보건기구)의 '1인 당 섭취 권고량'은 성인 남성은

50g, 어린이는 35g 미만이다. 게다가 최근 세계보건기구에서는 천연 당을 뺀 첨가 당의 하루 섭취량을 현재 권고안의 50%, 그러니까 약 25g을 넘기지 말도록 하는 새로운 예비권고안을 내놓은 바 있다. 탄수화물의 영양소 기준치 비율을 당류의 비율로 이해하면 안 된다는 것을 명심하자. 탄수화물은 적지만 당류가 높은 다이어트 식품이 종종 있다.

속은 예 다이어트용 음료가 달고 맛있어서 '살 빠지는데 이렇게 맛있어도 되나?' 하면서도 매 끼 신나게 먹었는데, 알고 보니 칼로리는 낮지만 당류의 함량이 높아서 살찌는 데 주범인 백설탕과 액상과당을 열심히 들이키고 있었다는 것은 함정.

지방이 아닌 나쁜 지방의 함량을 확인하자!

총 지방의 비율이 높다고 집었던 음식을 포기할 필요는 없다. 지방 중에서도 불포화 지방은 우리 몸에 꼭 필요한 영양소이기 때문이다. 지방은 크게 불포화 지방과 포화 지방으로 나뉜다. 불포화 지방은 좋은 콜레스테롤을 높이고 나쁜 콜레스테롤을 줄이며 심혈관질환을 예방해 좋은 지방으로 통한다.

지방 부분에서 주의 깊게 봐야할 것은 그 밑의 덧붙임 항목이다. '포화 지방'은 과하게 섭취할 시 나쁜 콜레스테롤을 높이고, 동맥경화 등 순환기 계통의 질병을 일으킬 위험이 있어 다이어트뿐만 아니라 건강을 위해서라도 제한해야 한다.

포화 지방 권장 섭취량이 있긴 하지만, 단백질이나 불포화 지방이 풍부한 식품 중 대부분은 포화 지방도 함께 포함하고 있기 때문에 포화 지방만 높은 식품을 따로 챙겨 먹지 않아도 자연식품에서 충분히 포화 지방을 섭취할 수 있다. 그러니 가공식품을 고를 때 포화 지방 함량이 너무 높은 것은 피하자.

포화 지방보다 두 배 정도 악랄한 트랜스 지방은 나쁜 콜레스테롤을 높일 뿐만 아니라, 좋은 콜레스테롤을 낮춘다. 게다가 동맥경화, 협심증, 심근경색, 노화 촉진에 간암, 유방암, 위암, 대장암의 발병률을 높이는 등 최악의 성분으로 통한다. 포화 지방과 트랜스 지방을 별도로 표기한 것은 '피하라'는 경고로 이해할 수 있다.

속은 예 건강한 곡물 우유라기에 덥석 집어서 마음 놓고 벌컥벌컥 한 팩을 다 마셨는데, 곡물 함량은 겨우 농축액 0.35%, 거기에 한 팩당 포화 지방은 33%라니. 간식으로 마신 음료로 하루치 포화 지방량의 삼분의 일을 달성해 버렸다.

나트륨은 가능한 제한해 먹자!

나트륨은 소금을 말한다. 우리 몸에는 일정량의 나트륨이 필요하기 때문에 당분만큼 철저하게 제한할 필요는 없지만 한국인의 입맛과 식단의 특성상 짜고 자극적인 음식이 일상적이기 때문에 과하지 않게 조절해야 할 필요는 있다.

나트륨의 1일 권장 섭취량은 2000mg(소금 5g). 다이어터들이 주로 먹는 자연식품(고구마, 단호박, 닭 가슴살, 과일, 채소, 통곡물 등)에도 소량의 나트륨이 들어 있다. 가공식품(소스, 드레싱, 음료 등)에 들어간 나트륨 양은 영양 성분표에서 확인 가능하니, 식품을 고를 때 나트륨이 적게 들어간 제품을 골라 보자.

속은 예 여자들을 위한 착한 비빔면이라는 광고를 보고 사온 저칼로리 곤약국수. 칼로리도 낮고 당류도 적고 포화 지방도 적은데 비빔장 때문에 나트륨 함량이 1일 권장 섭취량의 60%인 것은 함정.

실전 응용 문제 : 영양 성분표 퀴즈

앞서 설명한 영양 성분표 읽는 법을 바탕으로 다이어터에게 가장 좋은 식품을 찾아보자. 여기 세 제품의 영양 성분표가 있다. 각 제품의 중량이 한 끼니에 먹을 양이라고 가정한다면, A, B, C 제품 중 어떤 제품이 가장 다이어터에게 좋은 식품일까?

확인할 항목	A 제품	B 제품	C 제품
중량	400g	180g	240g
1회 제공량	200g	60g	120g
열량	200kcal	300kcal	340kcal
탄수화물	30g	24g	57g
당류	1.5g	20g	10g
단백질	23g	5g	20g
포화지방	0.3g	5g	6g
나트륨	6mg	400mg	500mg

정답 가장 좋은 제품은 A 제품. A > C > B의 순서로 좋은 제품이다. 가장 나쁜 답변은 단순히 열량만 보고 B > C > A라고 답하는 것이지만, 이렇게 판단하면 안 된다는 것을 모두 알 것이라 믿는다. 1회 제공량을 따져서 각각의 영양 성분을 곱하면 A는 포화 지방, 당류, 나트륨의 함량이 가장 낮고, B는 가장 높다. 따라서 A 제품이 가장 건강에 좋은 식품, 다이어트에 적합한 식품이다.

'저탄수, 고단백!' 이제, 막 다이어트를 시작하고 매일 운동 계획을 세우고 그에 맞춰 식사 시간과 식단을 고민하는 다이어터에게는 불문율과도 같은 문구이다. '고단백'을 떠올렸을 때 머릿속에 떠오르는 식품은 많지 않다. 바로 떠오르는 것은 하나 정도다. 닭 가슴살. 도대체 닭 가슴살이 뭐길래?

이 세상에 단백질 식품이 닭 가슴살 하나뿐은 아닐 텐데 어째서 다들 닭 가슴살만 찾는 건지 약간의 의구심이 생기다가도, 워낙 많은 사람들이 닭 가슴살을 말하니 다이어트를 시작하면 으레 슈퍼마켓에서 닭 가슴살부터 카트에 담는 경험을 한 번쯤은 해보았을 것이다.

입맛에 맞지 않아도 별 수 없이 먹어야 하는 음식이 되어 버린 닭 가슴살. 다이어트를 할 때 좀 더 다양한 음식, 다채로운 맛으로 보다 즐겁고 건강하게 식사하는 건 불가능한 걸까? 맛이 없어도 억지로 먹어야 하는 다이어트 식단으로는 평생 다이어트 식단을 지켜낸다는 건 불가능할 테니, 좀 더 맛있고 즐겁게 단백질을 섭취할 수 있는 방법을 알아보자.

우선 단백질이 다이어트에는 왜 좋은지, 정확히 어떤 기능을 하는지부터 알아보자. 이제 우리 모두 알다시피, 다이어트 목표는 무조건 체중을 줄이거나 마르기만 한 몸을 만드는 것이 아니라 우리 몸에서 부족한 근육을 생성하고 불필요한 체지방을 빼내 탄탄하고 슬림한 몸매를 만드는 것이다.

하지만 많은 다이어터들이 꼭 필요한 영양분을 고려하지 않은 채 무작정 먹는 양만 줄여서 체지방이 아니라 소중한 근육도 사라지게 만든다. 근육량이 줄면 결국 살이 쉽게 찌는 체질로 변한다. 그렇기 때문에 다이어트를 할 때도 근육의 손실을 막기 위해 단백질을 적절히 섭취하는 것이 중요하다.

근육뿐만 아니라 피부, 머리카락, 각종 장기 등 우리 몸의 많은 부분은 단백질로 이루어져 있다. 효소와 호르몬, 항체와 같은 물질도 단백질로 구성되어 있다. 그래서 단백질이 부족하면 피부의 탄력도 떨어지고 머리카락이 빠지기도 한다.

단백질만 많이 먹으면 근육이 생기거나 다이어트에 성공할 수 있는 것일까? 당연히 아니다. 우리 몸은 영양소만 공급해 준다고 근육이 생성되거나 살이 빠지지 않는다. 근력 운동 후 단백질을 섭취하면 근육의 생성을 돕고 근육을 단단하고 탄력 있게 만들지만, 운동은 하지 않고 단백질만 섭취하면 에너지로 사용되다가 살이 되거나 몸에서 배출되어 버린다.

단백질은 지방으로 전환되는 속도가 탄수화물만큼 빠르지 않기 때문에 같은 칼로리를 섭취해도 탄수화물이나 지방에 비해 살이 덜 찐다. 하지만 운동은 하지 않고 단백질만 많이 먹으면 결국 잉여 에너지가 되어 살이 찔 수밖에 없다.

그렇다면 열심히 운동하고 단백질만 먹으면 근육이 잘 만들어질까?

그것도 아니다. 탄수화물이 있어야 단백질 흡수율도 높아진다. 게다가 적절한 탄수화물과 지방 섭취 없이 단백질만 먹는다면 단백질이 탄수화물과 지방을 대신하여 에너지원으로 사용되기 때문에 정작 근육을 합성하는 데 사용되지 못한다. 결국 우리가 열심히 먹은 닭 가슴살, 삶은 달걀을 효과적으로 다이어트에 활용하기 위해서는 탄수화물과 지방도 골고루 섭취하고 적당한 운동을 함께하는 것이 정답이다.

그렇다면 단백질은 얼마나 먹어야 할까? 자신의 체중에서 단위만 바꾸면 '단백질 1일 최저 섭취량'이 나온다. 체중이 50kg인 사람은 단백질 50g을, 60kg인 사람은 60g을 먹으면 된다. 운동을 하면서 본격적으로 근육을 키울 계획이라면 1.5를 곱하면 된다.

하지만 단백질 양을 맞추는 건 현실적으로는 어려운 일이다. 어떻게든 영양 성분표를 읽어가며 단백질 무게를 하나하나 더한다고 해도 우리가 매일 먹는 집밥이나 외식 메뉴에서 단백질 성분만 똑 떼서 무게를 달 수 없는 노릇이다.

보통은 하루 세 끼 식단에 단백질을 골고루 포함시키기만 해도 단백질 1일 섭취량을 충족시킬 수 있다. 다음에 소개할 단백질 식품들을 숙지했다가 식사 때마다 서로 다른 종류의 단백질 식품을 식단에 포함시켜 보자.

양은 얼마나 먹는 게 좋을까? 탄수화물 음식, 단백질 음식, 지방 음식의 비율을 3:2:1 정도로 맞추고, 한 끼를 먹었을 때 약간 배부를 듯 말 듯한 정도에 숟가락을 놓으면 가장 좋다.

고기에서 지방을 걷어 내면 최고의 단백질 공급원!

단백질은 크게 육류, 생선, 달걀, 유제품 등에서 얻을 수 있는 동물성 단백질과 콩, 곡류 등에서 얻을 수 있는 식물성 단백질로 나뉜다. 그중 동물성 단백질은 우리 몸에서 합성할 수 없기에 음식으로 섭취해야 하는 필수 아미노산을 포함하고 있어 완벽한 단백질이라고 불린다.

하지만 동물성 식품 대부분은 지방도 함유하고 있기 때문에 많이 먹는 것이 부담스러울 수 있다. 고기를 먹을 때는 지방 부분은 피하고 살코기 위주로 먹고 붉은색 고기보다는 흰 살코기인 닭고기와 달걀, 생선 등을 추천한다.

반면 식물성 단백질 식품은 식이섬유나 비타민 등을 함께 섭취할 수 있지만 대부분의 식물성 단백질은 필수 아미노산이 몇 개씩 빠져 있는 불완전 단백질이고 동물성 단백질에 비해 생체 이용률이 낮다. 한마디로 동물성 단백질보다 흡수가 잘되지 않는다는 것이다. 식물성 단백질 식품을 여러 종류 혼합해서 먹으면 필수 아미노산을 모두 채울 수 있지만 식물성 단백질만으로 필요한 양의 단백질을 공급하기 위해서는 많은 양을 섭취해야한다.

따라서 각각 장단점이 있는 식물성 단백질과 동물성 단백질을 함께 섭취해야 한다. 주의할 점! 앞서 언급했듯, 식사 때마다 적절하게 나눠서 섭취해야 몸에 흡수가 잘된다는 것도 기억하자.

닭 가슴살 외에 다른 단백질을 달라!

치킨을 먹을 때도 퍽퍽해서 버림받곤 하던 닭 가슴살이 이제는 만인의 다이어트 식품이 되었다. 고단백, 저지방, 저칼로리를 자랑하기 때문이다. 닭고기는 다른 육류에 비해 포화 지방이 적고, 그마저도 껍질에 몰려 있어서 껍질만 벗겨 내면 포화 지방의 대부분을 없앨 수 있기 때문에 걱정 없이 단백질을 섭취할 수 있다. 그중 가슴살은 지방이 적고 단백질 비율이 높기 때문에 효율면에서 보자면 닭 가슴살만큼 단백질이 풍부한 식품도 없다.

하지만 이런 닭 가슴살에도 큰 단점이 있다. 바로 변비를 일으킨다는 것이다. 닭 가슴살을 먹을 때는 반드시 식이섬유가 풍부한 채소와 함께 샐러드로 만들어 먹자. 또한 조리된 닭 가슴살을 구입할 때는 항생제, 방부제, 혹은 다른 첨가물은 들어 있지 않은지, 나트륨 함량이 높지는 않은지 꼭 확인해야 한다. 닭 가슴살이 퍽퍽하다고 소금이나 소스에 푹푹 찍어 먹는다면 당연히 다이어트에 도움이 되지 않는다는 것쯤은 잘 알고 있을 것이다.

퍽퍽한 닭 가슴살을 소스 없이는 도저히 먹지 못하는 사람들도 좌절하지는 말자. 세상에 단백질 식품은 산과 들과 바다에 널렸다. "닭 가슴살은 다이어트를 시작하기도 전에 질려 버리겠다!"는 사람들을 위해 다양한 단백질 식품들을 알아보자.

달걀

이미 달걀도 질렸다고 말하는 다이어터들도 있겠지만, 달걀흰자는 거의 단백질로만 이루어져 있다. 보통은 달걀노른자를 콜레스테롤 덩어리라고 생각하고 아예 빼고 먹지만 달걀노른자에 있는 레시틴이라는 성분은 콜레스테롤이 혈액 속으로 흡수되는 것을 방해하고 지방을 직접 분해하는 기능이 있다. 달걀노른자에 단백질보다 지방이 더 많기는 하지만 적당히 섭취하면 오히려 몸에 좋고 다이어트에도 좋다. 다이어트 중이라도 하루에 한두 개 정도는 노른자와 함께 먹어도 무방하다.

콩

콩은 단백질 함량이 40% 정도로 높고, 몸에 좋은 지방인 불포화 지방산도 풍부하다. 하지만 동물성 단백질에 비해 흡수율이 떨어지며 생으로 먹는 콩은 거의 소화가 되지 않아서 반드시 열을 가해 먹어야 한다. 콩은 볶으면 60%, 삶으면 70%, 콩가루는 83%, 두부는 95%까지 소화율을 높일 수 있고 삶은 콩이나 볶은 콩보다 두부와 비지로 만들어 먹는 것이 소화율도 흡수율도 더 높다. 콩을 자주 먹기 위해서 콩가루를 먹는 것도 좋은 방법이다.

참치

참치도 대표적인 저칼로리 고단백 식품이다. 등 푸른 생선인 참치에는 몸에 좋은 불포화 지방산, 오메가 3와 DHA도 풍부하다. 특유의 비린내 때문에 등 푸른 생선을 꺼리는 사람도 많지만 통조림으로 쉽고 편하게 먹을 수 있다. 통조림으로 섭취해도 영양 성분이 크게 다르지 않다. 대신 우리는 다이어트 중이니 참치 통조림에 있는 기름은 꽉 짜서 빼고 참치를 끓는 물에 살짝 데쳐서 나트륨을 빼고 먹는 것이 좋다.

새우

새우는 지방이 낮고 양질의 단백질과 칼슘을 비롯한 무기질이 풍부하게 함유되어 있다. 특히 생새우보다 마른 새우에 단백질 함유량이 더 많다. 종종 콜레스테롤 때문에 새우를 기피하기도 하지만 새우에는 혈중 콜레스테롤을 감소시키는 성분의 함량도 높다. 대신 새우튀김은 반칙! 구워먹거나 찌거나 삶아 먹을 것.

소고기

소고기는 양질의 단백질 공급원이지만 소고기로 단백질을 공급하는 것을 피하는 이유는 함께 섭취하는 포화 지방 때문이다. 그래서 단백질은 더 많고, 상대적으로 저렴한 닭 가슴살이 인기 있는 다이어트 식품이 되었다. 하지만 닭 가슴살이 질린다면 가끔은 소고기로 입맛을 돋워 보자. 마블링이라 불리는 하얀 포화 지방이 적은 우둔살, 사태살, 홍두깨살, 토시살 등을 선택하면 포화 지방 섭취는 줄이고 충분한 단백질을 우리 몸에 공급할 수 있다.

얼마나 먹을까?
내 몸이 필요로 하는 양을!

내 몸이 필요로 하는 양은 얼마일까? 물리적으로는 내 몸이 하루 동안 생명 활동을 유지하기 위해 필요한 양질의 영양소를 섭취할 수 있을 만큼의 음식의 양을 말한다. 물리적인 식사량 못지않게 심리적인 식사량도 중요하다. 식사량이 넘치지도 모자라지도 않게 먹었다고 느낄 수 있는 양, 욕구불만이 유예되지 않고 만족스럽게 충분히 먹었다고 할 만한 양인지도 따져 보아야 한다. 나는 이 정도의 양을 '소식'이라고 칭한다.

그래서 소식은 절식과는 다르다. 절식은 신체에서 필요로 하는 양보다 현저히 적게 먹는 것이다. 절식을 하면 신체 기능 일부가 제대로 동작하지 않는다는 몇 가지 신호가 찾아온다. 생리 불순, 탈모, 변비, 만성피로 등이다. 소식은 과하게 섭취해 왔던 탄수화물, 당, 포화 지방을 줄이되 생리 활동에 필요한 미량 영양소를 골고루 다양하게 채워줌으로써 우리 몸에서 불필요하게 축적한 지방을 줄여 주고 몸을 더 건강하고, 젊고, 가볍게 만들어 줄 수 있다.

그런데 소식을 하기로 굳게 마음을 먹었지만 막상 식탁에 앉으면 '배고프지 않을 정도'로 먹는 것이 쉽지 않다는 걸 알게 된다. 머리로는 '이만큼만 먹고 그만 먹어야지'라고 생각하지만 마지막 그 한 수저를 내려놓는 것이 얼마나 어려운가? 그래서 소식을 보다 수월하게 만들어 주는 몇 가지 팁을 소개하고자 한다. 소식 십계명을 리스트로 만들어 식사 때마다 체크해 보자. 소식 십계명을 한 번에 모두 지킬 필요는 없다. 우리의 본능의 뇌는 그렇게 호락호락하지 않다. 열 개 중 한 가지만 지켜도 정말 훌륭한 시도였다고 스스로를 칭찬해 주자. 다시 한 번 말하지만, 소식 습관을 만들 때도 성난 맹수를 길들이듯 조심스럽게 접근해야 한다.

1. 작은 그릇에 가득 담아서 먹기

작은 그릇에 음식을 가득 담아 먹으면 심리적으로 충분히 먹었다는 느낌을 준다. 작은 숟가락을 쓰는 것도 도움이 된다. 한창 소식 습관을 만들 때는 간장종지나 종이컵을 사용했다. 종지에 밥을 가득 담고, 아이스크림 숟가락으로 밥을 먹었다. 이렇게 먹다 보면 식사 시간이 길어지고 식사 양은 줄어 폭식을 막을 수 있다.

2. 외식할 때는 앞 접시에 덜어서 먹기

이 방법은 다른 사람들과 함께 식사를 할 때 사용하자. 음식을 여러 개를 시켜놓고 먹으면 내가 얼마나 먹는지 알 수 없기 때문에 1인분 이상을 먹게 된다. 이럴 때는 접시에 미리 덜어 놓고 먹자. 내가 먹는 양을 눈으로 체크할 수 있을 뿐 아니라, 포만감을 쉽게 포착할 수 있다.

3. 허리 펴고 먹기

허리가 굽어 있으면 뱃속의 장기가 긴장감 없이 축 늘어진 상태가 된다. 그 상태에서 음식을 섭취하면 배가 얼마나 부른지 잘 느끼지 못한다. 식사를 하다가 무심코 자세를 고쳐 앉았을 때 순간적으로 포만감이 들었던 경험이 있을 것이다. 혼자 밥을 먹든, 친구와 먹든, 항상 좋아하는 사람 앞에서 밥을 먹을 때처럼 허리를 곧게 펴고 정자세로 먹자.

4. 명치 눌러 보기

포만감 호르몬은 식사를 시작하고 20분 후부터 나오기 때문에 급하게 먹으면 수저를 놓아야 할 때를 헷갈리게 된다. 분명 배가 부르지 않아서 한 입만 더, 한 입만 더 하다가 어느 순간 과식의 강을 건넜음을 알고 자책하는 것도 이 호르몬 때문이다. 포만감 호르몬의 뒷북에 당하지 않으려면 식사 중에 명치를 살짝 눌러 보자. 묵직한 포만감이 든다면 수저를 놓아야 할 순간이다.

5. 생 채소 먼저 먹기

뷔페나 고기집에서 활용할 수 있는 방법이다. 우선 접시에 생 채소로 초록색 매트리스를 깔아 준다. 그 위에 꼭 먹고 싶은 새우튀김, 고기, 파스타, 초밥 등을 한 입 분량씩 얹는다. 먹을 때도 채소를 먼저 먹은 후에 먹고 싶은 음식을 하나씩 먹어 보자. 이미 채소로 배를 채웠기 때문에 배가 고파서 허겁지겁 먹는 것이 아니라 '이 뷔페에서 가장 맛있는 것을 먹자!'라고 생각하게 되어 과식을 피할 수 있다.

6. 입을 조그맣게 벌리고 먹기

입을 크게 벌리고 밥을 먹으면 그 모습이 복스러워 보이겠지만 과식하기 쉽다. 한입에 음식을 많이 먹으면 식사 속도도 빨라지고, 소화기관에도 부담을 준다. 조금 답답하더라도 여배우처럼 새침하게 입을 조그맣게 벌리고 조금씩 천천히 먹는 습관을 길러 보자.

7. 숟가락 쓰지 않기

주변에 살이 잘 안 찌는 친구들을 관찰해 보면 밥이나 반찬을 젓가락으로 조금씩 먹는 모습을 볼 수 있다. 젓가락으로만 식사를 하면 밥 먹는 속도가 조절될 뿐만 아니라 자연스럽게 국물을 먹지 않게 된다.

8. 입에 있는 음식을 다 삼키고 수저 들기

식당에서 사람들이 밥을 먹는 모습을 유심히 관찰하면 많은 사람들이 수저를 든 상태로 식사를 한다. 하지만 번거롭더라도 한 입 먹고 내려놓고 다 씹고 삼킬 때까지 기다렸다가 다시 숟가락을 들자. 식사 속도가 확실히 느려진다. 수저를 내려놓고 씹는 동안 뇌는 포만감을 느끼고 식사량을 조절할 수 있다.

9. 내 음식을 남에게 덜어 주고 먹기

다른 사람들과 식사를 할 때 활용할 수 있는 팁이다. 대부분의 식당에서 판매하는 1인분은 사실 1인분보다 훨씬 양이 많다. 1인분의 식사를 받으면 다른 메뉴를 시킨 사람에게 음식을 덜어 주고 먹자. "이것 좀 먹어봐"라고 음식도 권하고 다이어트도 되고 일석이조가 아닐까.

소식 십계명 중 가장 중요한 팁이다. 식사량을 스스로 조절하는 정신적인 힘은 불굴의 의지에서 나오는 것이 아니다. '식사에 대한 만족감'에서 나온다. 음식의 맛뿐 아니라 향, 질감, 분위기, 같이 먹는 사람과의 대화, 먹는 당시의 감정 등 수많은 요인이 음식에 대한 만족도에 영향을 준다. 이 모든 요소를 천천히 음미하며 식사를 즐기면 스트레스 받지 않고도 소식 습관을 자신의 것으로 만들 수 있다는 것을 명심하자.

외식 메뉴 1인분 제대로 알기

다이어트 도시락을 먹을 때는 계획한 식단에 맞춰 정해진 양을 먹지만 외식을 하려니 얼만큼을 먹어야 적당한 양인지 헷갈린다. 요즘 외식 메뉴들은 저렴한 가격에 적당한 양이 아니라 높은 가격에 푸짐한 양을 주는 곳이 많다. 일반적인 외식 메뉴의 1인분은 사실 1인분이 훨씬 넘는 양이다. 게다가 대부분의 식당은 단품 메뉴에 사이드 메뉴를 붙여 세트로 판매한다. 하지만 우리는 자연스럽게 이 양을 1인분으로 생각하고 한 사람에 한 세트씩 주문, 배불러하면서도 내 몫이라 생각하고 싹 비워 내곤 한다. 나도 모르는 사이에 과식하는 습관이 자리를 잡은 것이다. 우리는 1인분에 대한 감을 되찾아야 한다.제대로 된 1인분만 먹어도 저절로 다이어트가 될 것이다.

1. 단품 메뉴 시키기

세트 메뉴를 먹는 것은 할인이 아니라 안 먹어도 되는 양을 돈 주고 더 먹는 것이라는 것을 기억하자.

2. 양이 많으면 처음부터 덜어 내고, 천천히 먹기

양이 많았던 것 같은데 먹다 보니 다 먹어 버린 경험이 있을 것이다. 특히 친구와 수다를 떨면서 먹다 보면 내가 얼마나 먹고 있는지 제대로 인지하지 못한다. 이럴 때는 먹기 전에 내가 먹을 양만 남기고 덜어 낸 다음에 먹는 것이 좋다. 또 음식을 천천히 먹으면 먹는 도중에 배가 부른 느낌을 알 수 있어서 식사량을 조절할 수 있다.

3. 과감하게 버리기

 덜어 낸 음식은 포장하면 좋겠지만, 포장하지 못하면 과감하게 버릴 줄도 알아야 한다. 아깝다고 생각하지 말고 남기자. 외식 메뉴의 1인분 양이 많아졌으니, 음식을 남겨야 정상인 것이다. 당연히 낭비가 맞지만 그렇다고 아까워서 다 먹는다면 살이 쪄서 스트레스를 받고, 그 살을 빼기 위해 남긴 밥보다 더 큰 비용을 지출해야 할 것이다. 또 음식을 아깝게 남기는 일이 반복되면 처음부터 적게 시키는 습관이 생길 테니 장기적으로 불필요한 음식물 쓰레기를 만들 일이 줄어든다. 남은 음식에 자꾸 손이 간다면, 내 양을 다 먹고 바로 테이블을 치워 달라고 하는 것도 좋은 방법이다.

4. 나만의 1인분 찾기

다이어트 중이니까 무조건 반만 먹으라는 것은 잘못된 방법이다. 모든 사람의 1인분은 같지 않기 때문이다. 적당한 양을 반복적으로 섭취했을 때, 내가 원하는 몸 상태를 유지할 수 있다면 그것이 나만의 1인분이다. 다만 나의 1인분은 단번에 알기 어렵고, 식사량을 꾸준히 조절하면서 감을 잡아야 하기 때문에, 처음에는 밥 반 공기로 시작해 보자.

5. 배가 금방 고플 것 같다고 양 늘리지 않기

먹고 나서는 배가 부르지만 먹는 양이 줄어서 식사와 식사 사이에 배가 고프다면, 1인분의 양을 늘리는 것이 아니라 간식을 먹는 것이 좋다. 섭취한 잉여 열량은 지방으로 저장되기 때문에 한 번에 과하게 먹지 않는 것이 중요하다.

위의 팁을 실천하면서 내 몸을 운용하는 데 필요한 1인분에 적응하면 내가 주문한 음식이 잔뜩 남아 있어도 배불러서 더 이상 먹을 수 없는 마법 같은 일이 일어날 것이다. 뷔페도 더 이상 두렵지 않다. 뷔페의 모든 음식을 다 먹어야 한다는 부담 없이, 내가 먹을 수 있는 양을, 맛있는 것만 먹으면 되기 때문이다. 어떤 음식을 먹어도 마음 편히, 내 몸에서 필요한 양만큼만 먹을 수 있도록 해보자.

당, 나트륨, 지방을 줄여 담백하게!

-

스트레스를 받으면 생각나는 매운 음식, 매일 달고 사는 믹스 커피, 식사 후에 먹는 달콤한 초콜릿 등 우리는 자연스럽게 달고 짠 음식을 접하며 하루를 보낸다. 어느새 단맛과 짠맛에 중독되어 버렸지만 미각을 성형하는 방법은 의외로 간단하다. 둔한 미각을 다시 예민하게 만들면 된다. 약간의 간에도 섬세하게 반응하는 예민한 입맛으로 되돌리기 위해서는 몇 가지 방법이 있다. 이 방법들을 한 번 따라한다고 해서 바로 입맛이 바뀔 리는 없다. 오랜 시간에 걸쳐 만들어진 둔감 미각을 다시 깨우려면 다소 시간이 걸린다. 하지만 어느 정도 시간이 흐른 뒤에는 싱겁게 먹으면서도 그 나름의 맛을 즐기는 자신을 발견하게 될 것이다. 심지어 이전에는 아무렇지 않게 먹었던 음식을 다시 먹었을 때, 너무 짜고 달아서 '어떻게 이런 걸 입에 달고 살았지?' 싶은 생각마저 들게 될 것이다. 거짓말 같다면 일단 속는 셈 치고 한 번 시도해 보자.

입맛을 고치기 위한 답은 간단하다. 간이 센 음식을 끊는 것이다. 국에서 국물 안 먹기, 짜고 기름진 음식은 피하기 등. 말은 쉽지만 사람이 원래 먹던 것을 못 먹는 건 정말 괴로운 일이다. 실천하기 어려울 뿐만 아니라 실패할 확률도 높다. 하지만 무언가를 '더 먹어'라고 하는 것은 '먹지 마'보다 한결 쉽다. 바로 생 채소를 두고 하는 말이다.

생 채소는 최고의 입맛 중화제다. 짜고 자극적인 음식과 생 채소를 같이 먹기만 해도 입맛은 놀랍도록 담백해진다. 짜고 단 음식에 입맛이 둔해진 미각 중독자가 시도하기 가장 쉬운 미션은 현재의 식단에 쌈채소를 곁들이는 것이다. 무엇을 먹더라도 상추 한 장에 밥 한 입, 반찬 한 점을 싸서 먹는 것이다. 이것이 익숙해지면 상추 두 장, 더 익숙해지면 상추 세 장에 싸 먹어 보자. 상추 세 장이면 이미 두꺼워서 밥과 반찬을 많이 넣을 수도 없지만 이미 입맛이 상당히 개선된 상태일 것이다. 이 방법은 입맛을 단계적으로 싱겁게 바꾸기에 가장 편리한 방법이다.

쌈이 싫다면 구운 채소를 곁들여도 좋다. 버섯, 가지, 양파, 마늘 같은 채소를 노릇하게 구워 밥과 함께 먹는 것이다. 매번 쌈채소나 구운 채소를 챙기기 힘들다면 5분 안에 만들 수 있는 그린 스무디를 하루 한 컵 챙겨 먹는 것도 도움이 된다. 그린 스무디는 상추, 케일 같은 쌈채소와 사과, 오렌지 같은 과일을 함께 갈아서 마시는 스무디로 입맛을 담백하고 예민하게 만드는 데 도움이 된다. 자연의 힘은 정말 놀랍다. 자연 식품과 가까이 지내고 자주 먹으면 우리 몸은 신기하게도 원래의 예민한 감각을 되살려낸다.

2단계 - 음식 외에 간을 더하지 않기

1단계를 통해 입맛을 중화시켰다면 내 입맛을 둔하게 만들었던 몇 가지 고질적인 식습관을 끊어 내기가 보다 수월해진다. 앞의 미각 테스트를 하면서 이미 눈치챘겠지만 케첩 뿌리기, 간장 찍기, 소금 치기, 드레싱 버무리기, 쌈장 곁들이기, 단무지 얹기와 같은 식습관은 하나씩 줄여야 한다.

1단계를 시도하지 않은 상태에서 2단계를 바로 시도한다면 분명 이런 생각이 들 것이다. '아니 어떻게 쌈장 없이 고기를 먹지? 드레싱 없이 생 풀떼기를 무슨 맛으로 먹어? 삼계탕에 소금 안 뿌리면 맹물이랑 뭐가 달라?'

이제는 아니다. 우리는 쌈장 없이도 고기 본연의 고소한 맛을, 드레싱 없이도 샐러드의 상쾌한 아삭거림을, 삼계탕 육수의 은은한 감칠맛을 예민하게 느끼고 즐길 준비가 되었다.

3단계 - 입맛 지우개 활용하기

2단계를 통해 짠맛에 중독된 입맛을 구원했지만 여전히 단맛의 유혹에 흔들린다면, 3단계에 돌입해 보자. 식사 후 단 음식이 당길 때는 양치질을 해보자. 이미 양치질을 했는데도 계속 단 게 당긴다면? 당분이 없는 민트 캔디를 한 알 먹거나 페퍼민트 차를 마시는 것도 도움이 된다. 일시적이지만 민트향은 달콤한 음식에 대한 욕구를 지우개로 지우듯 쓱싹 지우는 효과가 있다. 식후에 입이 심심한 것은 식사량이 부족해서가 아니라 습관성 허기이기 때문에, 단맛을 그리워하는 뇌를 달래 주면 간식의 위기를 무난하게 넘길 수 있다.

4단계 - 입맛 잡는 귀신, 운동

운동은 단순히 지방을 태우는 효과만 있는 것이 아니다. 음식을 갈구하는 뇌를 한눈팔게 만들고, 식욕을 확연하게 줄여 준다. 여기서 말하는 운동은 운동복과 운동화를 갖춰 입고 제대로 하는 운동이 아니라, 문자 그대로 '몸을 움직이는 일체의 행위'이다. 팔 벌려 뛰기, 산책, 계단 오르기도 좋으니, 식사 시간도 아닌데 자꾸만 특정 음식이 생각난다면 15분만 몸을 움직여 보자.

식습관 성형의 완성은 장금이와 같은 예민한 입맛으로 음식에 대한 호불호를 확실하게 구분하고 남에게도 표현할 수 있는 경지에 오르는 것이다. 예전에는 싱겁고 맛없던 음식도 굉장히 달게 혹은 짜게 느껴지는 건강한 입맛이 되었음에도, 여전히 먹는 것을 조절할 수 없을 때가 있다. 누군가와 함께 먹을 때, 누군가 내게 음식을 선물로 주거나 권할 때, 남에게 모난 사람으로 보일까봐 꾸역꾸역 먹게 된다. 하지만 음식에 대한 호불호를 표현한다고 해서, 내가 눈치 보는 만큼 남들이 나를 부정적으로 받아들이는 경우는 의외로 많지 않다. 예민하고 날렵하게 입맛을 연마했다면 내가 먹는 음식과 먹지 않을 음식을 고르고 선택하는 데도 까다롭게 용기를 내 보자.

나트륨 피하기 전략

1. 염장 식품 줄이기

우리나라 사람들의 주요 나트륨 공급원은 바로 김치다. 김치, 젓갈, 장아찌, 단무지 등의 염장 식품을 많이 먹는 식습관이 나트륨 과다 섭취에 가장 큰 영향을 미친다. 염장 식품은 식품에 미생물이 살 수 없도록 소금을 첨가한 것으로, 음식을 오래 보관할 수는 있지만 그만큼 나트륨이 많아서 몸에는 좋지는 않다. "나는 김치 없이는 못 살겠다!"면 김치를 먹을 때 물에 씻거나 양념을 덜고 먹어 보자. 그럼에도 불구하고 꽤 짜다는 사실을 알게 될 것이다. 비교적 나트륨이 적은 백김치나 동치미, 나박김치 등을 먹는 것도 좋다.

2. 짠 음식에 짠 음식을 더하지 않기

짜장면에 단무지, 소금 한 숟가락 넣은 설렁탕에 김치! 환상의 궁합이라며 무심코 먹어 왔던 이 음식들의 조합은 사실 나트륨이 어마어마하게 들어간 피해야 할 식사다. 이제는 라면에 김치냐 단무지냐를 고민하지 말고 아삭아삭한 양파를 활용해 보자. 또 식재료 자체에 들어 있는 나트륨도 놓쳐서는 안 된다. 특히 해산물은 바다에서 온 것이기 때문에 자체적으로 염분을 함유하고 있다. 물에 한 번 씻어서 염분을 뺀 다음 조리하거나, 따로 간을 하지 않는 것이 좋다. 생선 구이처럼 이미 간이 되어 있는 음식이라면 간장이나 소스를 찍어 먹지 않도록 하자. 처음에는 맛이 없을 수도 있지만 재료 자체의 맛을 음미하며 집중해 보자.
자연스러운 그 맛이 자극적이고 센 소스의 맛보다 더 좋아질 것이다.

3. 국물 없는 마른 식사하기

국물이 있는 음식은 간간한 맛을 내기 위해 각종 조미료를 넣는다. 이
것저것 넣다 보면 하루 나트륨 권장량을 훌쩍 뛰어넘고 칼로리까지 높
아진다. 그러니 국, 찌개류를 먹는다면 건더기만 건져서 먹자. 국을 당
장 끊기 어렵다면 간을 담백하게 해서 맑은 국으로, 밥을 말지 말고 국
물을 조금씩만 떠먹는 것으로 식습관을 바꾸자. 식사 중에 물이나 국물
같은 액체류를 자꾸 섭취하면 소화액이 묽어져 소화 능력까지 떨어진
다. 국을 곁들여 식사를 한다면 나트륨이 많은 반찬은 피하는 게 좋다.

4. 면 요리 피하기

국물만 먹지 않으면 나트륨을 줄일 수 있을까? 그렇지 않다. 면 요리는
국물만 조심한다고 나트륨이 줄지 않는다. 면 자체에 국물 못지않은 나
트륨이 함유되어 있기 때문이다. 사실 면뿐만 아니라 빵, 분식 등 밀가
루 음식에는 모두 상당한 양의 소금과 설탕이 들어간다. 단순히 맛을
위해서가 아니라 밀가루 반죽의 안정성을 높이기 위해서다. 짠맛이나
단맛이 직접적으로 느껴지지 않더라도 밀가루 음식은 반죽 자체에 소
금과 설탕이 함유되어 있다. 짬뽕, 우동, 칼국수, 냉면 등 밀가루로 만든
면류는 나트륨이 많은 음식에 속한다. 다이어트 중에는 면 요리 자체를
피하는 것이 가장 좋겠지만, 그래도 면이 그리운 날에는 통밀면이나 두
부면, 곤약면으로 대체해 보자.

5. 짠맛 대신 다양한 맛 활용하기

된장, 고추장, 간장 등 우리나라 사람들이 즐겨 먹는 양념은 모두 짭짤한 장맛이 기본이다. 이렇게 짠맛에 길들여진 입맛 때문에 짠맛을 줄이면 음식이 맛없어지지 않을까 걱정이 되겠지만 짠맛 대신 더 풍부한 다른 맛을 활용할 수 있다. 매운맛, 신맛, 단맛, 고소한 맛 등 다양한 맛을 적절히 섞어 보자. 맛의 대비로 인해서 소금의 양을 줄여도 음식이 맛있게 느껴진다.

조림 대신 굽는 것을 택하고, 소금 대신 식초나 향신료를 넣는다. 식초, 레몬즙으로 신맛을 첨가하거나 고춧가루, 후추, 마늘, 생강, 양파, 겨자, 계피 등으로 맛을 낸다. 볶은 콩가루, 깨소금, 셀러리, 허브가루 등도 훌륭한 조미료다. 단, 카레가루는 나트륨이 많으니 적절히 사용하자. 하지만 어떤 맛을 더해도 짠맛을 포기할 수 없는 음식이 있다면, 저염 소금이나 저염 간장 등을 이용해서 평소처럼 간을 맞추되 나머지 음식은 소금을 넣지 않은 것으로 구성해서 전체적인 나트륨의 양을 조절해 보자.

6. 입에 넣기 전에 간을 맞추기

음식을 조리할 때는 되도록 먹기 전에 간을 하자. 또한 양념을 그대로 넣지 말고 양념장을 따로 만들면 소량씩 사용해 간을 조절해서 먹기 때문에 나트륨의 섭취를 줄일 수 있다. 음식을 가열해서 온도가 높아지면 짠맛이 덜 느껴져서 소금을 더 많이 넣기 쉽다. 반면 먹기 바로 전에 간을 하면 짠맛이 더 느껴져 소금을 덜 넣게 된다. 한 가지 더 팁을 추가하자면, 요리할 때 음식에 소금을 바로 뿌리면 간이 고르게 배지 않아서 더 넣는 경우가 많다. 이럴 때는 소금 대신 소금물로 간을 맞추면 간이 고르게 밴다.

주요 음식의 나트륨 함량

쌀밥 1공기	1mg	라면 1개	2140mg
고구마 중간 크기	14mg	피자 1조각	547mg
토마토 1개	14mg	배추김치 40g	458mg
달걀 1개	63mg	슬라이스 치즈 1장	160mg
삼겹살 100g	88mg	아이스크림 1개	67mg
우유 1팩	110mg	짜장면 1그릇	1180mg
올리브오일	0mg	마요네즈 1작은술	33mg

출처 - 부산시 동구보건소

나트륨을 밀어내는 고마운 무기질, 칼륨

우리 식단에는 알게 모르게 나트륨이 많이 들어가 있어서 저염식은 식단 구성부터 만만치 않다. 게다가 열심히 실천하다가도 한 번 삐끗하면 짠 음식을 마구 먹기 쉽다.

하지만 다행히도 나트륨 조절을 도와주는 무기질이 있다. 바로 칼륨이다. 칼륨은 체내의 나트륨을 배출시키는 역할을 담당한다. 평소 칼륨이 많이 들어 있는 식품을 챙겨 먹으면 우리 몸의 나트륨 양을 조절할 수 있다. 단, 칼륨도 나트륨처럼 과다하게 섭취하면 신장에 무리가 오니 언제나 과유불급! 세계보건기구에서는 칼륨 1일 섭취량을 3500mg으로 권장한다.

칼륨은 신선한 과일과 채소, 다시마, 미역, 김, 파래 등의 해조류에 풍부하게 들어 있다. 과일 중에서는 바나나, 오렌지, 아보카도, 멜론, 배, 키위에 많고 감자, 고구마, 호박, 토마토, 오이, 양배추, 양파, 시금치, 부추, 대추, 버섯 등에도 많다.

주요 음식의 칼륨 함량	
다시마 100g	1242mg
바나나 100g	340mg
토마토 100g	178mg
브로콜리 100g	1370mg
양파 100g	144mg

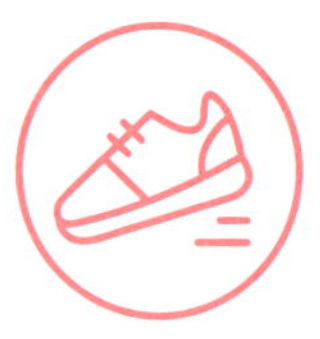

PART 3

습관 성형 실천하기

운동 습관 성형

운동 습관 성형 전략 : 운동에 대한 고정관념을 바꾸고 내 몸에 맞는 지속 가능한 운동 습관을 만들어 보자.

운동의 진정한 힘은 몸을 다듬는 것이 아니라

정신을 다듬는 것이다.

- 다노 언니 제시

잘못된 운동 강박
점검하기

-

1. 운동으로만 살을 빼려고 한다

적당한 운동은 건강에 좋다. 폐의 호흡 효율도 좋아지고, 심장이 튼튼해지며, 혈관 기능이 향상되어 혈액순환이 원활해진다. 골밀도를 높여 골다공증 예방에도 효과적이다. 여기까지는 아마 한 번쯤은 들어 본 운동의 효능에 관한 이야기일 것이다. 그러나 생소한 사실이 하나 있다. 운동을 통해 소비할 수 있는 칼로리는 의외로 적다는 것이다. 다이어트를 하는 사람들이 맹신하는 것 중 하나가 '다이어트=운동'이라는 그릇된 고정관념이지만 운동에 의한 에너지 소비는 우리가 먹는 것에 비하면 미미하다. 다이어트를 하는 4000명을 대상으로 한 연구에 따르면 다이어트 성공 사례 중 89%가 운동과 식이요법을 병행했고 운동만으로 성공한 이들은 1%에 지나지 않았다. 먹고 싶은 것을 다 먹으면서 운동만 열심히 한다는 것은 결국 1% 성공률의 다이어트에 도전하는 셈이다. 운동을 하지 않고 식이요법만으로 하는 다이어트는 반대의 경우보다는 성공할 확률이 조금 더 높았다. 왜 이런 결과가 나왔을까?

우리의 뇌와 간은 생명 활동을 유지하기 위해 우리가 의식하지 않아도 24시간 풀가동된다. 이때 사용하는 에너지는 운동으로 소모하는 에너지보다 훨씬 크다. 조금 더 전문적으로 표현하자면 인간의 기초대사량은 활동대사량보다 훨씬 크다. 운동으로 소비하는 에너지보다, 가만히 누워 있어도 소모하는 에너지, 즉 기본적인 생명 유지에 드는 에너지가 더 크다는 뜻이다.

옛날 원시인은 포식자로부터 도망 다니고 생존에 필요한 식량을 얻어야 하기 때문에 잠자는 시간을 제외한 하루 일과 대부분을 걷거나 뛰는 등의 활동으로 에너지를 소모했다. 그만큼 운동량이 많았으니, 살이 빠졌을 거라 가정한다면 모든 원시인들은 피골이 상접할 만큼 말랐겠지만 실상은 그렇지 않았다. 수렵 채집 생활을 하던 원시인의 하루 칼로리 소비량과 하루에 여덟 시간 이상을 앉아서 보내는 현대사회의 사무직 근로자의 하루 칼로리 소비량이 크게 차이 나지 않는다는 연구 결과도 있다. 인간의 몸은 생존에 필요한 에너지를 최대한 효율적으로 사용하고 효율적으로 저장하도록 만들어졌기 때문이다. 간단히 말하면 인간의 몸은 웬만한 활동량으로는 살이 잘 빠지지 않는, 즉 연비가 좋게 프로그래밍 되어 있다.

갑자기 운동을 시작하면 처음에는 힘들지만 시간이 지나면 운동량에 적응하고 익숙해지면 에너지 소모가 적어진다. 그러니 규칙적으

로 운동하고 신체 활동량을 늘리면 체력이 발달하고 몸이 건강해지
겠지만 살을 빼고 싶다면 식단 관리는 필요하다. 운동만으로 살을 빼
려고 하면 시간이 오래 걸릴 뿐더러 드라마틱한 외적 변화를 기대하
기 어렵다.

2. 누구에게나 운동은 좋은 것이다?

건강을 위해 운동을 하라는 말은 맞다. 근력을 키우고 운동량을 늘
리는 것이 건강에 좋다. 우리 몸에는 매일 새로운 세포가 생기고 오래
된 세포가 죽는다. 생물이 음식물을 섭취하고 남은 노폐물을 배설하듯
우리 몸속의 세포에서도 비슷한 활동이 일어난다. 세포의 성장과 활동
에 필요한 신선한 산소와 영양소가 세포로 공급되고 세포는 노폐물을
배출해 혈관으로 버린다. 상하수도 시스템과 비슷하다.

건강한 몸은 이 상하수도 시스템이 원활하게 작동된다. 몸 구석구석
에 필요한 영양소가 과하지도 부족하지도 않게 제때 공급이 되고, 각
각의 세포로 원활히 전달되고, 세포가 내뱉는 노폐물이 쌓이지 않도록
끊임없이 순환한다. 이를 '신진대사'라고 부르고, 수도관의 역할은 혈
관과 림프관이 담당한다.

우리 몸속 혈관과 림프관에서는 끊임없이 순환이 일어난다. 적어도
정상적인 몸에서는 노폐물이 쌓이지 않는다. 그러나 오랜 좌식 생활,
잘못된 자세, 잘못된 운동으로 인해 순환이 정체되기도 한다. 운동을

적당히 하면 굳은 근육과 잘 사용하지 않는 신체 부위에 자극을 주어 신진대사가 원활해진다. 운동을 통해 파열된 근육이 재생되면서 모세혈관의 개수가 늘어나고 신진대사가 더 원활해지는 것이다.

하지만 운동이 오히려 건강에 해로운 경우도 있다. 몸의 자세가 바르지 않거나 몸 상태가 갖춰지지 않은 상태에서 과도하게 운동을 감행하는 경우이다. 오랜 시간 책상 앞에 앉아서 일하기 때문에 어깨가 굳고 여름에는 늘 에어컨 바람 아래 있다 보니 몸이 차가워져 두통이 생기고 겨울에는 추위에 움츠러들어 어깨에 긴장이 실려 있다. 하루 대부분의 시간을 컴퓨터 아니면 스마트폰을 만지며 보내기 때문에 목은 앞으로 기울고 등이 굽으면서 몸의 균형이 무너져 버린다.

이런 상태에서 무작정 살을 빼겠다고 운동장을 열 바퀴 돌거나, 헬스장에 가서 무거운 근력 기구를 이용하면 백발백중 다음 날 근육통이나 관절 통증에 시달린다. 이 통증이 운동한 사람들만 누릴 수 있는 영광의 아픔이라 생각하면 괜히 뿌듯하다. 하지만 이상하게 운동을 했는데도 몸이 개운하지 않고 피곤해서 직장에서 꾸벅꾸벅 졸고 아침에 잠자리에서 일어나는 것이 개운하기는커녕 피로감만 생긴다면? 낮에도 계속 피로하고 의욕도 떨어지고 몸살까지는 아니지만 컨디션이 좋지 않다면 운동할 때가 아니라는 것을 자각해야 한다. 무리한 운동을 멈추고 기본적인 자세를 바로잡고, 틀어진 부분을 교정하는 스트레칭이 우선되어야 한다.

자세를 고치는 것만큼 어려운 습관 성형은 없다. 자세는 모든 운동의 바탕이고 자세만 좋아져도 건강이 더 좋아진다.

왜 자세가 나빠지는 것일까? 우선 어려서부터 계속된 잘못된 자세가 습관으로 굳어졌기 때문이다. 모니터나 스마트폰을 보는 자세도 한몫한다. 정신적인 스트레스도 자세를 나쁘게 만드는 원인이다. 자신감이 없는 사람은 어깨를 힘껏 펴지 못한다. 불안하거나 슬픔, 분노 등의 부정적인 감정을 가진 사람들은 자세에서 그 감정이 드러난다. 타인과 눈을 맞추고 대화하지 않는다. 부정적 감정은 사람의 시선을 바닥으로 떨어트리고 어깨는 축 쳐지게 만든다.

굽은 자세는 뱃살을 축적시키고 가슴을 처지게 하고 키도 작아 보이게 만든다. 바른 자세를 위해서 '인형 뽑기 자세'를 기억해 두자. 마치 인형 뽑기 기계 속의 인형이 되었다고 생각하고, 내 머리를 집게가 위에서 집어 올린다는 느낌으로 최대한 키가 커지도록 자세를 고쳐 앉는 것이다. 이때 어깨에는 과도한 힘이 들어가지 않게 신경 쓴다. 앉으나 서나 인형 뽑기 자세를 기억하면 척추 교정 효과뿐 아니라 혈액순환, 코어 근육 강화 효과도 있다.

3. 하기 싫은 운동을 억지로 한다?

앞서 강조했듯이 운동만으로 살을 빼기는 어렵다. 하지만 근육을 단련해 더 보기 좋은 몸을 만들어 준다. 지방을 덜어 내는 것은 식단 조절이고 운동은 몸을 더 탄력 있고 생기 있게 가꾸는 역할을 한다. 우리 몸이 찰흙 인형이라면 식단 조절은 찰흙을 덜어 내는 역할을, 운동은 다소 못나게 덜어 낸 부분을 조각칼로 예리하게 다듬는 역할이라고 보면 된다. 때문에 과식하는 습관을 고치려는 노력 없이 운동만 해서 살이 빠지기를 기대하는 것은 효율적이지 못하니 식단 관리를 병행하거나, 그것도 힘들다면 일단 식단 관리에만 집중하는 것이 좋다. 게다가 자세가 무너진 상태에서 무리한 운동을 한다면 십중팔구 부상을 입거나 체내 순환이 더 악화되니 우선 자세를 바로잡고 운동 강도를 천천히 올려야 한다.

그런가 하면 운동을 안 하느니만 못한 경우도 있다. 하기 싫은 운동을 울며 겨자 먹기로 할 때다. 다이어트의 가장 큰 적은 스트레스다. 안 그래도 힘든 운동과 식단 조절인데, 하기 싫어서 억지로 한다면 운동을 하기 전부터 스트레스 호르몬이 나와 살이 빠지지 않는다. 스트레스를 받으면 먹지 않아도 살이 찐다. 듣기만 해도 끔찍하다. 왜 그럴까?

육체적, 정신적으로 스트레스를 받으면 우리 몸속 호르몬들은 몸이 위험한 상황이라고 인지하고 스스로를 보호하기 위해 지방을 축적하려고 한다. 특히 '코르티졸cortisol'이라는 스트레스 호르몬은 우리의 배 둘레에 지방을 쌓는다. 배 안에는 신체에서 가장 중요한 장기가 모여 있으니 지방을 쌓아 장기를 보호해야 하기 때문이다. 또한 코르티졸은 몸속 수분 보유량에 교란을 일으켜 부종을 만든다. 짧고 강렬한 스트레스를 받으면 일시적으로 지방이 분해되며 살이 빠지는 효과가 있지만, 점차 만성 스트레스로 진행되면 코르티졸은 고삐 풀린 망아지처럼 우리 몸의 신진대사를 교란시키고 포만감을 느끼게 하는 렙틴leptin 호르몬이 제 기능을 못하게 만든다. 이렇게 되면 배가 불러도 포만감을 느끼지 못하고 음식이 스트레스 해소의 수단이 된다.

음식으로 풀린 스트레스도 잠시, 먹었다는 이유로 또 스트레스를 받으면서 스트레스의 악순환은 계속 된다. 이런 경우는 차라리 운동을 하지 않는 것이 낫다. 운동은 어디까지나 스트레스를 해소할 때 의미가 있다. 아이러니하게도 운동은 육체적으로 스트레스를 주지만, 적당한 육체적 스트레스는 정신적으로 얻는 만성적 스트레스를 다소 해소시켜 줄 수 있다. 여기서 말하는 운동은 많은 스트레스 받으며 격렬하게 운동하는 것이 아니라 30분에서 1시간 정도 중간 강도의 운동을, 최소한 걷기라도 꾸준히 하는 것을 의미한다.

잘못된 운동 강박을 바로잡고 나니, 살을 빼기 위해 열심히 운동했던 것이 뭔가 억울하고 배신감이 밀려올 수도 있다. 지금까지의 이야기에 따르면 일단은 식습관을 바꾸는 데 모든 노력을 쏟고, 운동은 신경 쓰지 않아도 되는 것처럼 들리니 말이다. 그리고 실제로 그렇게 해도 살은 빠진다.

그러면 운동을 아예 하지 않고 식단 관리에만 집중하는 것이 제일 성공률이 높지 않을까? 그렇지는 않다. 식습관 성형과 운동 습관 성형을 같이 할 때 최적의 성과를 낼 수 있다. 그 이유를 몇 가지 알아보자.

운동을 해야 하는 진짜 이유

운동을 하면 칼로리를 소모시켜 지방세포를 줄이고 몸매를 날씬하게 하는 효과는 분명히 있다. 하지만 그 효과는 운동이 가진 무궁무진한 효과에 비하면 아주 작은 부분일 뿐이다.

우선 운동을 하면 식욕을 조절하는 능력이 향상된다. 혈당이 심하게 오르내릴 때 우리는 식욕을 강하게 느끼는데, 운동은 혈당을 안정시키는 역할을 한다. 운동은 중독에 대한 욕구를 해소하는 역할도 한다. 음식 중독뿐 아니라 담배나 알코올 중독을 예방하거나 치료하는 데도 탁월한 효과가 있다는 것이 입증되었다. 우리의 뇌는 스트레스 상황에서 중독적인 무언가를 갈구하는데, 운동을 하면 스트레스 호르몬 수치가 떨어지기 때문이다. 운동을 하고 나서 장을 보러 가면, 기름에 튀긴 과자나 당이 많이 들어간 군것질 대신 채소를 집을 수 있게 하는 정신력이 운동 덕분이라는 것.

그렇기에 재미를 붙일 수 있는 운동 한 가지는 꼭 찾았으면 좋겠다. 우리가 지향해야 하는 다이어트는 단순히 지방 덩어리를 줄이는 행위가 아니다. 진정한 습관 성형이란 외면의 변화만이 아니라 신념, 행동, 신체 그리고 삶을 대하는 방식으로 이어지고 우리는 그 변화에 더 주목해야 한다. 운동에는 몸을 다듬는 힘만 있는 것이 아니다. 마음을 다듬는 힘이 있다.

그것은 바로 '자아효능감'이라는 감정이다. 자아효능감은 개인이 스스로 상황을 극복하고 자신에게 주어진 과제를 성공적으로 수행할 수 있다는 신념이나 기대를 말한다. 다이어트의 최대 적이 스트레스라면, 이 자아효능감은 다이어트를 지속할 수 있게 도와주는 최고의 원천이다. 운동은 스트레스를 해소하는 역할을 해주는 것은 물론이고, 운동을 통해 얻은 자신감이 운동 외의 삶에 녹아들어서 다이어트뿐 아니라 삶 전반적으로 도전에 대해 열린 태도를 갖게 하고 '할 수 있다'는 자기 확신을 준다. 그렇기에 운동은 나의 외면과 내면을 조금씩 성장시키고 스스로를 칭찬할 수 있는 여지를 주는 신체적 활동이자 정신적 활동이다. 재미있는 것은 이 자아효능감이라는 감정은 우리가 대단한 운동을 하지 않아도, 소소한 나와의 약속을 지켜 내는 것만으로도 충분히 느낄 수 있다는 점이다.

요약하면 과식 후에 세운, 지키지도 못할 원대한 운동 목표를 버리고, 그 목표의 반에 반도 안 되는 작고 보잘 것 없는 목표를 세우라는 것이다. 하찮은 목표라도 매일 나와의 약속을 지켜 내는 과정에서 자아효능감을 얻을 수 있다. 처음에는 팔굽혀 펴기 하나를 목표로 시작했더라도 두 개, 세 개를 도전하고 싶은 자발적인 의지를 만들어 준다.

이번 파트를 통해 '반드시 운동을 해야만 살이 빠진다' 또는 '강도 높은 운동을 해야만 살이 빠진다'와 같은 운동에 대한 잘못된 고정관념을 바꾸고 본격적으로 운동 습관을 성형하는 연습을 해보자.

　운동 습관을 성형하기 위해 수십 번의 도전을 한 사람은 지레 겁이 날 수도 있다. 수십 번의 도전은 늘 수십 번의 자기합리화로 끝났다. 이를 두고 누군가는 의지 부족이라고 판정한다. 어떤 이는 될 놈, 안 될 놈이라는 이분법적 프레임을 가져와 해결책을 찾기 위한 추가적인 노력을 슬그머니 피해가기도 한다. 하지만 진짜 이유는 운동 계획이 처음부터 너무 거창했고, 그 계획을 당연히 해낼 것이라고 스스로를 너무 과대평가했기 때문이다. 습관은 그리 호락호락하게 바뀌지 않는다. 단지 그뿐이다.

　습관을 바꾸기 위해서는 습관이 어떻게 만들어지는지 이해해야 하고, 바꾸고 싶은 나의 습관이 어떻게 생겼는지를 제대로 파악하는 작업에서 시작해야 한다. 습관을 바꾸는 방법을 제대로 알고 실행하면 충분히 습관을 바꿀 수 있다.

언제, 어떤 운동을 할까?

언제 운동을 할까? 최적의 시간대 찾기

운동 습관을 만들기 위해 가장 먼저 해야 하는 일은 운동을 언제 할 것인지 시간을 정하는 일이다. 많은 사람들이 아침 운동이 좋은지, 저녁 운동이 좋은지 궁금해하지만 운동하기 가장 좋은 시간대는 '내가 방해받지 않고 꾸준히 지킬 수 있는 시간'이다. 사람마다 아침에 운동하는 것이 더 상쾌한 사람이 있고, 아침에 운동하면 하루 종일 피곤해서 저녁 운동이 더 잘 맞는 사람이 있기 때문에 자신에게 맞는 시간대를 찾기 위해서는 여러 시간대에 운동을 해보면서 최적 시간을 찾아야 한다. 누구에게도 방해받지 않을 나만의 운동 시간을 정해 보자.

무슨 운동을 할까? 소울 워크아웃 찾기

언제 운동을 할 지 궁금한 만큼 무슨 운동을 해야 하는지도 궁금하다. 어떤 운동이 시간 대비 가장 효율적으로 살을 뺄 수 있는지, 다이어트에 가장 효과적인 운동이 무엇인지를 알고 싶다. 하지만 다이어트를 위한 목적으로만 운동에 접근한다면 오래 지속하기 힘들다. 단지 체중 감량을 위해 힘겹게 하는 운동보다 신체적이고 정신적인 건강을 위해 지속적으로 운동할 때 더 오래 지속할 수 있다.

따라서 "무슨 운동이 좋은가요?"라는 질문에 정답은 하나다. 꾸준히 할 수 있는 운동이 자신에게 가장 좋은 운동이다. "허벅지 살이 잘 빠지는 운동은 뭔가요?", "팔뚝 살이 잘 빠지는 운동은 뭔가요?"라는 질문에도 정답은 하나뿐이다. 살은 특정 부위만 빠지는 게 아니라, 전체적으로 빠지기 때문에 원하는 부위를 티 나게 빼기 위해선 역시 식단을 병행해 '꾸준함'으로 밀고 나가야 한다.

재미를 붙일 수 있는 운동은 어떻게 찾을까? 음식에 소울 푸드가 있는 것처럼 운동에도 소울 워크아웃이 있다. 언제 해도 즐겁고, 하면서 스트레스도 풀리는 나만의 운동 종목을 찾아보자. 다른 사람들과 함께 운동할 때 경쟁심이나 협동심이 생겨서 더 재밌다면 헬스장 그룹 PT나 스피닝 같은 그룹 운동을 시도해 보자. 비용을 감당하기 어렵고 혼자서 운동하고 싶다면 인터넷의 홈트레이닝 영상을 5분 이내의 짧은 것부터 시도해 보자.

신나는 음악과 춤을 좋아한다면 줌바 댄스를 배워 보자. 정적이지만 아름다운 운동이 좋다면 발레를, 틀어진 자세를 교정하면서 근력을 키우고 싶다면 필라테스를, 정신을 수련하면서 체력도 함께 기르고 싶다면 요가를, 체력의 한계에 도전하면서 땀을 흠뻑 흘리고 싶은 사람에게는 크로스핏을 추천한다. 그 외에도 줄넘기, 수영, 웨이트트레이닝, 등산, 서핑, 폴댄스 등 수많은 운동이 있다. 이 모든 운동을 하루에 한 번씩 돌아가면서 해도 좋다. 단, 하루 5분이라도 좋으니 매일 꾸준히 할 수 있는 것을 꼭 찾아보자. 모든 운동은 힘들지만 그 와중에도 재미를 느끼는 운동이 있으니, 소울 워크아웃을 찾기 전까지는 여러 가지 운동을 시도해 보자.

어떻게 운동할까?
운동 습관 삽입술

1. 신호 설계하기

습관 성형의 첫 번째 재료인 신호를 준비해 보자. 예를 들어 아침에 그룹 PT를 받는다고 하자. 아침에 눈을 뜨면 바로 시선이 가는 곳에 운동복과 운동화를 두고 잔다. 이 운동화와 운동복을 볼 때마다 운동을 하고 난 후의 긍정적인 기분을 환기할 수 있으면 된다. 운동 후의 성취감, 뭔가 하나라도 더 기록할 수 있다는 자부심, 운동 후에 찍는 자랑스러운 운동 사진, 선생님의 칭찬, 상쾌한 기분 등 운동이 주는 긍정적인 동기 부여를 잠이 덜 깬 나의 머릿속에 구체적으로 그려줄 수 있는 신호를 설계하는 것이 중요하다.

나는 청각 신호를 활용했다. 운동이 끝나면 늘 뿌듯함을 안고서 옥상달빛의 '수고했어, 오늘도'라는 음악을 들으면서 스트레칭을 하곤 했는데, 이 음악을 모닝콜로 지정해 두니 운동 후의 기분 좋은 성취감이 떠올라 침대에서 금방 일어날 수 있었다. 신호가 무엇이든 아침에 일어났을 때 운동이 가져다주는 즐거움을 상상할 수 있어야 한다. 습관은 습관이 가져다 줄 미래를 상상하고 열망하고 욕망할 때 완성되기 때문이다. 신호와 보상은 습관을 만들기 위한 필수 재료지만 욕망을 상상하고 기대하는 과정은 습관을 완성시킨다.

2. 즉각적인 보상 찾기

운동의 신호로 연예인의 멋진 몸매 사진을 활용하는 것은 좋은 방법이다. 하지만 우리의 뇌에 보상으로 사진을 제시하면 부작용이 따른다. 이상적인 몸매는 하루아침에 만들어지지 않는 반면 우리의 뇌는 열망이 빨리 채워지지 않으면 짜증을 내기 때문이다. 가장 좋은 보상은 내가 습관을 행동했을 때 당장 누릴 수 있는 것, 오늘 즉각적으로 나에게 이득을 주는 것이 좋다. 아침 햇살을 맞으며 즐기는 마무리 스트레칭의 즐거움이나 운동 후의 꿀맛 같은 아침 식사 말이다.

3. 작은 목표 세우기

습관이 자리 잡히지 않은 초반에는 절대 무리하면 안 된다. 운동 목표는 너무나 사소해서 '왜 못해?'라고 반문할 만큼 작은 것으로 잡자.

지키지 않을 수 없는 목표부터 시작하자. 사소한 대신 365일 매일 할 수 있는 것, 눈이 오고 비가 와도, 한국이든 해외이든 어디서도 할 수 있는 것이어야 한다. 이를 반복하면 자아효능감이 싹 트고. 누가 시키지 않아도 기꺼이 운동량을 늘려가게 될 것이다.

4. 시각화하기

신호와 보상을 설계했고 소소한 행동 목표까지 세웠으면 이제 반복해서 실천할 일만 남았다. 이때는 '기록'이 도움이 된다. 운동 전의 기분, 운동하는 도중의 느낌, 운동 후의 기분, 오늘 하루의 목표, 오늘 잘한 것과 못한 것 등을 일기 형태로 기록하는 것이다.

기록은 솔직한 나의 모습을 비추는 거울이기 때문에 습관을 만드는 데 막강한 힘을 가지고 있다. 대부분의 습관 성형 시도는 끊임없는 자기합리화와 미루는 습관 때문에 실패한다. 나 자신은 건강하고 부지런한 삶을 원하지만 자기합리화는 스스로가 원하지 않는 삶을 선택하게 만든다. 합리화는 아무도 모르는 사이에 눈앞을 가리는 행위지만 기록은 콩깍지를 벗기고 오늘 하루 계획한 것과 실행한 것, 실행하지 않은 것을 보여 준다. 게을러서 못 했건, 의지력이 부족해서 못 했건, 바빠서 못 했건, 아파서 못 했건, 기분 나빠서 못 했건, 이유라도 쓰는 것과 쓰지 않는 것은 천지차이다.

게다가 기록은 자아효능감을 더 잘 느끼게 해준다. 운동을 한다고 하루가 다르게 몸이 바뀌지는 않는다. 하지만 기록을 하다 보면 쌓아 온 운동 시간이 게임 속 경험치 오르듯이 바로 보인다. 조금씩이라도 하루하루 기록이 쌓이는 것은 게임 캐릭터의 레벨을 올리는 재미와도 같다. 기록이 너무나 귀찮다면 달력에 '운동했음/안 했음'이라도 간단하게 표시해 보자.

5. 습관이 될 때까지 반복하기

아직 운동이 습관화되지 않았지만 의지력으로 운동을 해야 하는 마의 구간이 있다. 이때는 꾹 참고 단 일주일이라도 운동을 지속해야 한다. 모든 운동은 처음에는 힘들다. 사용한 적 없는 부위의 근육을 사용하니 몸이 아프고 하기가 싫다. 하지만 어떤 운동이든 2주 이상은 꾸준히 해야 그 운동의 진짜 매력을 발견할 수 있다.

열정은 한순간 불타오르는 힘이 아니라 무언가를 진득하게 지속해 내는 힘이다. 다이어트는 전속력 달리기가 아니라 마라톤이다. 이런 말조차 위로가 되지 않고 진짜 운동이 하기 싫은 날에는 이렇게 생각해 보자. '진짜 귀찮고 하기 싫으니까 딱 오늘까지만 가자. 마지막으로!' 이렇게 생각하면 오늘만 참으면 내일부터는 안 가도 되니 억지로라도 일어나서 가게 된다. 그런데 신기하게도 운동을 하고 나면 역시 잘 왔다는 생각이 든다. 보통은 '딱 오늘까지만 안 가고 내일부터는 쭉 빠지지 말자'라고 생각한다. 그러면 내일부터 간다는 생각에 더 마음

편하게 포기하게 된다. 게임이나 도박에 빠진 사람들이 '딱 이번 한 판만 하고 진짜 안 할거야'라고 생각하는 마음으로 운동을 시작한다면 조금은 더 수월하게 마의 구간을 이겨낼 수 있을 것이다.

운동 습관 성형

전체적으로 봤을 때는 늘씬하지만 배에 살이 집중되어 있거나 팔이 유난히 굵다거나 종아리가 고민인 사람들이 많다. 뱃살이 콤플렉스인 사람은 어디를 가나 배를 손으로 가리고 팔 살이 콤플렉스인 사람은 아무리 더운 여름에도 카디건으로 야무지게 지켜 주어야 한다. 누구나 자신의 콤플렉스 부위는 드러내기 싫고 숨기고 싶다. 하지만 피하기만 해서는 자신감을 찾을 수 없다. 콤플렉스인 부위를 가린다고 문제의 근원을 해결할 수 없다. 하루에도 몇 번씩 오르내리는 체중계는 치우고 거울 앞에 서서 자신의 콤플렉스를 마주하고 어디가 달라져야 하는지 파악해야 자존감을 올릴 수 있는 첫걸음이 된다.

사실 특정 부위의 지방만 빼 주는 운동은 없다. 지방을 덜어 내는 건 식단의 역할이 훨씬 크기 때문이다. 식단 관리를 잘하면 전신에서 일정하게 지방 세포가 줄어든다. 얼굴이 제일 먼저 빠지고 복부나 하체가 마지막에 빠지는 이유는 복부나 하체에 지방세포가 많아서 다이어트 초반에는 지방세포가 줄어도 잘 티가 나지 않기 때문이다. 하체보다 상체에 지방세포가 많이 분포되어 있는 상체비만형은 다리가 먼저 빠지고 팔이 제일 늦게 빠지는 것처럼 보이는 것도 이 때문이다.

　그럼에도 불구하고 운동은 신진대사를 원활하게 만들고 특정 부위의 근육을 더 예쁘고 탄탄하게 만들어 준다. 헬스장에 가서 특정 부위를 자극하지 않아도 생활 습관 바꾸는 것만으로 고민 부위를 효과적으로 자극시킬 수 있는 방법을 소개한다.

뱃살

　뱃살 때문에 고민하는 젊은 한국 여성은 많지 않다. 남성에 비해 여성의 복부 비만 비율이 낮고, 아시아 여성은 서양 여성에 비해 복부비만 비율이 낮다. 그러다 보니 하체는 통통해도 허리는 잘록한 여성들이 많다. 하지만 직장 생활을 시작하면 믿었던 복부의 배신이 시작된다. 잦은 야근과 회식, 거의 움직이지 않는 일과를 반복하기를 몇 년, 그 후에는 출산과 육아가 기다리고 있다. 뱃살이 나오는 것도 문제지만 늘어지기까지 한다. 한 번 늘어난 뱃살은 끌어올리기도 쉽지 않다. 더욱이 나이가 들면서 여성호르몬 분비가 줄고 하체 비만에서 복부 비만형으로 체형이 변화한다. 이즈음이 되면 거들 없이는 치마 하나 마음대로 입지 못하는 처지가 되는 것이다.

　나이를 먹는 건 자연의 순리이고 뱃살이 나오는 것도 여자의 운명이라면 하루라도 젊었을 때 관리를 시작하는 것이 답이다. 나이는 먹고 운동은 하지 않으면 뱃살은 반드시 찐다. 아무리 마른 체질의 사람도 배가 나오기 마련이다. 좌절하지는 말자. 11자 복근은 연예인만의 전유물이 아니다. 탄탄한 복근은 오랜 시간과 끈기, 노력을 필요로 하지만 누구나 만들 수 있다.

집에서 뒹굴거리다가도 할 수 있는 복근 운동

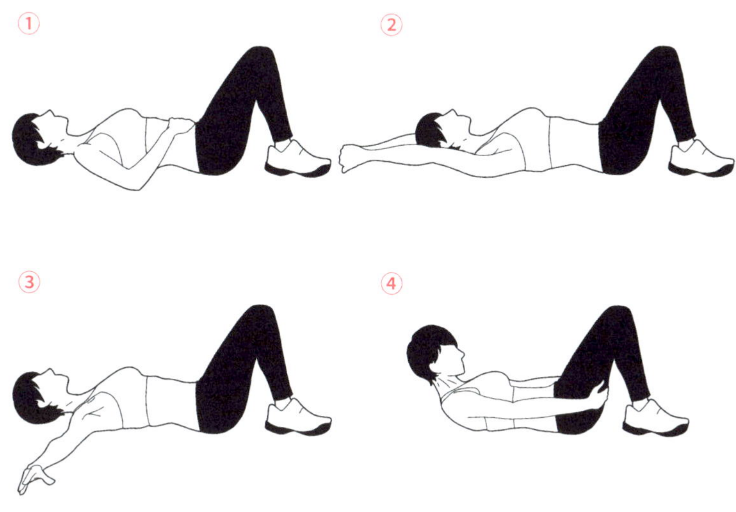

① 다리를 모으고 편안히 눕는다.

② 호흡을 들이마시며 머리 위로 양팔을 깍지 끼운다.

③ 다시 양팔을 수평으로 넓힌다. 이때 복부의 긴장감을 계속 유지한다.

④ 호흡을 내뱉으며 양손을 허벅지로 향하면서 상체를 일으킨다.

⑤ 1세트를 20번 반복한다. 하루에 3세트 이상 꾸준히 운동한다.

코어의 힘을 기르고 몸의 라인을 잡아 주는 복근 운동

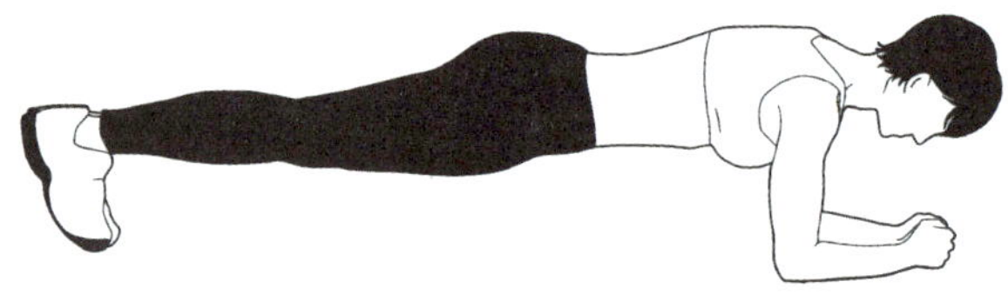

① 복부에 힘을 주면서 발끝과 머리가 일직선이 되게 쭉 편다.

② 엉덩이가 위로 올라가거나 처지지 않게 주의한다.

③ 팔보다 복부의 힘으로 20초를 버틴다. 점차 10초씩 늘려간다.

TIP

복근 운동을 할 때 팁 세 가지

① 복근 운동을 할 때는 모든 힘을 긁어모아 복근에 집중해야 한다. 복근에 힘이 들어간다는 느낌이 지속되어야 한다. 물수건을 쥐어짜는 기분으로 복근을 짜 주자.

② 일반적인 근력 운동을 할 때는 아랫배 > 윗배 > 옆구리 순서로 운동하자.

③ 복근은 우리 몸의 근육 중에서 회복 속도가 가장 빠른 근육 중 하나다. 그래서 복근 운동은 매일 해도 좋다. 하지만 근력 운동은 이틀에 한 번 한다고 효과가 떨어지지 않으니, 복근 운동한 다음 날 복근이 당기고 아프다면 하루 정도는 근육이 쉴 수 있는 시간을 주어도 좋다.

11자 복근을 만드는 걷기 습관

다이어트를 하기 위해 운동화를 사서 지하철 두세 정거장 앞에서 내려 걸어다닌 경험이 있을 것이다. 하지만 걷는 행위에 집중하지 않고 다른 생각을 하며 터덜터덜 걷는 것은 별 효과가 없다.

걸을 때는 배꼽을 최대한 끌어당겨 장기에 찰싹 붙인다고 생각하며 걸어 보자. 앉아 있을 때도 마찬가지. 운동은 대단히 어렵거나 시간을 투자해야 하는 것이 아니라 생활 습관을 조금만 바꿔도 충분히 효과를 볼 수 있다.

핵심은 바로 '앉으나 서나 복근 생각'.

11자 복근을 만드는 식습관

복근을 만들겠다고 마음먹었다면 탕, 국, 찌개, 밀가루 음식, 탄산음료, 술은 줄여야 한다. 무턱대고 식사량을 줄이면 탄탄하게 잘 빠진 복근을 만들 수 없다. 다시 한 번 강조하지만 절식과 단식은 다이어트에는 치명타다. 호르몬을 날뛰게 해서 다이어트 필패로 이어지기 때문이다. 식습관 성형을 참고하며 탄수화물을 적게 먹는 대신에 채소, 콩 등 식물성 단백질과 저염식 식단을 구성해 조금씩, 허기지지 않게 먹는 것이 중요하다.

똥배의 진실

뱃살이라고 다 같은 뱃살이 아니다. 우리 몸의 지방은 크게 두 가지로 나뉜다.

1. 피하지방

피하지방은 피부 바로 아래 쌓이는 지방이다. 지금 손으로 배를 꼬집어 보자. 피부 아래로 두툼하게 잡히는 것이 바로 피하지방! 우리가 소위 말하는 똥배다. 밥을 규칙적으로 먹지 않거나 굶었다가 폭식을 하거나, 변비가 있으면 특히 피하지방이 많다. 배꼽을 기준으로 배꼽 아래의 배가 뽈록 나와있다면, 그 얄미운 녀석이 바로 피하지방이다.

피하지방은 식습관 조절과 규칙적인 운동만으로도 얼마든지 줄일 수 있다.

2. 내장지방

내장지방은 말 그대로 장기와 장기 사이에 낀 지방이다. 내장지방은 복부 비만, 당뇨병, 고혈압 등의 원인이 되며 나이가 들수록 더 문제가 된다. 과거에는 40~50대가 되면 호르몬이 변화하고 운동량이 감소하며 내장지방이 생겼지만 최근에는 젊은 사람들에게 '마른 비만'의 형태로 나타나고 있다.

내장지방은 피하지방처럼 만져볼 수도 눈으로 직접 볼 수도 없다. 겉으로 보기엔 말랐는데 체지방이 높은 사람들, 팔과 다리는 가늘지만 배꼽 기준으로 윗배와 배꼽 부위가 볼록 나온 사람들이 내장지방이 많을 수 있다.

내장지방 역시 충분한 유산소 운동으로 전신의 체지방을 줄이고 꾸준한 근력 운동으로 근육량을 늘려야 줄어든다.

의외로 팔은 활동량이 적은 부위다. 팔꿈치 아래와 손목, 손은 자주 쓰지만 어깨부터 팔꿈치까지는 평소에 큰 동작을 할 일이 많지 않다. 팔뚝 살이 고민인 사람은 팔을 자주 움직여 활동량부터 높여야 한다.

팔뚝 살을 빼기 위한 운동이야말로 억지로 헬스장을 찾을 필요가 없다. 생활 속에 팔뚝 살을 빼기 위한 도구가 있기 때문이다. 예를 들어 작은 물병을 가지고도 덤벨 플라이 운동을 할 수도 있고, 덤벨 컬을 할 수도 있다. "덤벨 플라이, 덤벨 컬, 이게 무슨 소린지 하나도 모르겠다!" 하는 사람들을 위해 네 가지 팔 운동 자세를 준비했다. 파닥파닥 자세, 올렸다 내렸다 자세, 펀치펀치 자세, 그리고 도끼질 자세를 꼭 기억해 두었다가 생수 병 두 개를 항상 곁에 두고 틈날 때마다 운동해 주자.

집에서 TV를 보며 할 수 있는 팔 운동

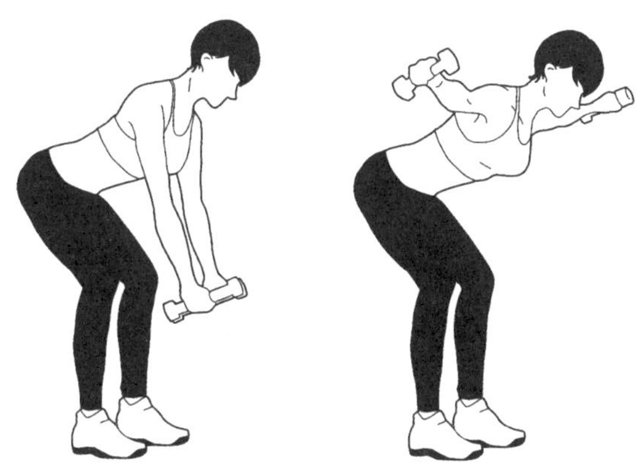

① 파닥파닥 자세는 팔 살 중에서도 위쪽 살과 겨드랑이 살을 자극해 군살이 빠지는 동작이다. 두 손은 손바닥이 마주볼 수 있도록 덤벨을 든 상태에서 허리는 약간 숙이고 등을 평평하게 만들어 척추의 곡선을 유지한다. 그 상태에서 두 팔을 양옆으로 들어 올려 어깨와 팔이 일직선이 될 때까지 최대한 올린다. 이때 덤벨은 손목보다 올라가지 않도록 주의하며 완전히 일직선을 만들어야 한다. 천천히 근육의 움직임을 느끼면서 팔을 내리고 20번 반복한다.

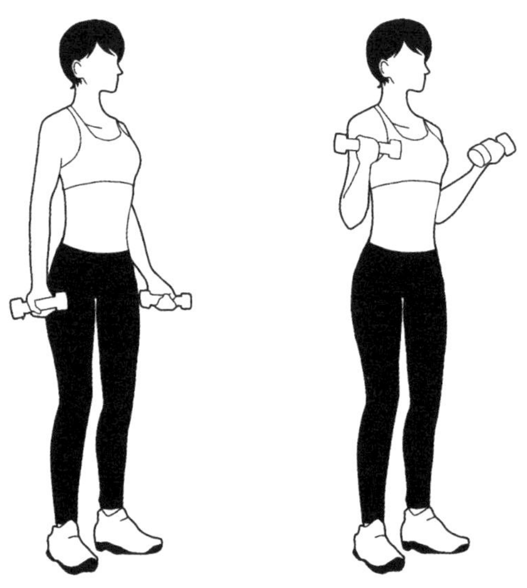

② 올렸다 내렸다 자세는 바로 선 자세로 물통이나 덤벨을 잡고 가슴과 어깨는 등허리를 따라 곧게 세운다. 그리고 팔꿈치를 올려 덤벨을 든다. 이때 어깨부터 팔꿈치는 고정시킨다. 배에 힘을 준 상태로 수행하면 복근 단련에도 효과를 볼 수 있다. 20회 실행한다.

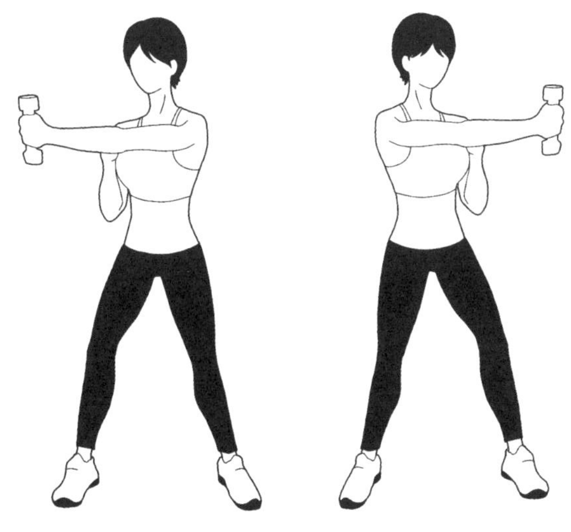

③ 펀치펀치 자세는 복싱 선수처럼 덤벨을 잡고 강하게 펀치를 날리는 동작이다. 주먹을 뻗을 때 힘차게 팔을 다 뻗어 준다. 팔만 뻗지 않고 허리를 같이 돌리면 옆구리에도 자극을 줄 수 있다. 양쪽 각각 20회 실행한다.

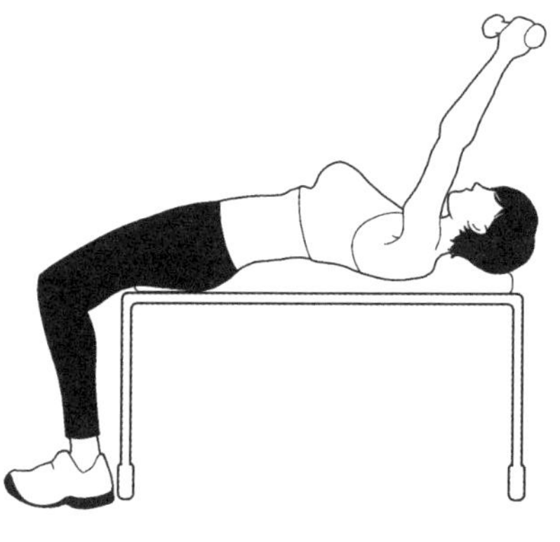

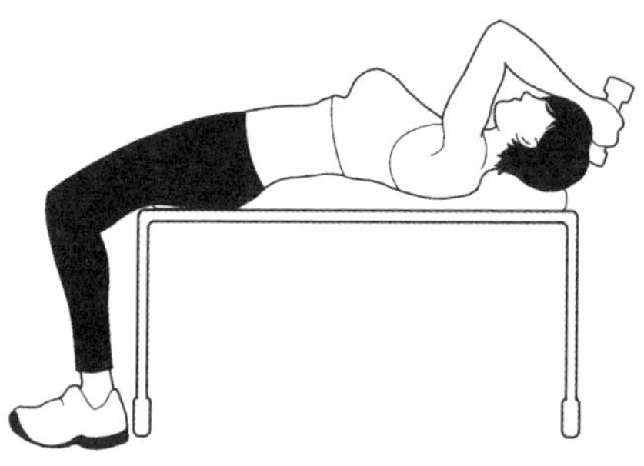

④ 도끼질 자세는 덜렁거리는 날개 살에 자극을 주는 동작이다. 팔꿈치를 단단히 고정시킨 상태에서 팔꿈치를 구부려 잡고 있는 덤벨을 머리 위로 내렸다 올린다. 20회 반복한다.

① 까치발을 하고 높은 선반 위의 물건을 꺼내는 등 머리 위로 팔을 자주 올린다. 팔을 쭉 뻗으면서 몸을 최대한 늘려 주는 기지개를 매일 하는 것도 좋은 방법이다.

② 늘어지거나 축축 처지는 팔뚝 살을 빼고 싶다면 팔 근육을 자주 마사지해 준다.

③ 가슴을 쫙 펴지 않고 구부정한 자세로 있으면 어깨나 등 근육에 혈액순환이 안 돼 살이 찐다. 앉아 있을 때나 서 있을 때나 항상 가슴을 펴고 허리를 쫙 펴 준다.

④ 걸을 때 팔 움직임이 적은 사람일수록 팔뚝이 굵어진다. 의식적으로 팔의 폭을 90도 정도로 크고 경쾌하게 움직이고, 90도까지 들기는 부끄럽다면 적어도 60도 정도로 움직이며 활기차게 걸으면 팔뚝 살 빼는데 좋다.

팔 운동을 한 후에, 근육이 부풀어 오르는 것을 느낄 수 있다. 그 모습을 보고 수많은 여성들이 '안 돼, 더 이상 굵어질 수는 없어!'라고 생각하며 팔 운동을 포기하고 만다. 불필요한 걱정이다. 운동을 한 직후의 근육 펌핑 현상은 자연스러운 현상이며 운동을 제대로 했다는 증거다. 펌핑 현상은 근육이 수축되면서 혈액이 근육에 몰리며 나타나는 현상이기 때문이다. 30분만 지나면 이내 원래대로 돌아온다.

여성은 호르몬 때문에 근육이 너무 커지거나 굵어지기 어렵다. 오히려 운동으로 만든 근육은 신체의 신진대사를 향상시키고, 전체적인 에너지 소모에 영향을 준다. 체중을 감량하는 데 매우 필수적인 요소이며, 요요 현상까지 막아 주니 걱정하지 않아도 된다.

허벅지 살

　예전의 나도 그랬지만 대망의 허벅지 살은 많은 여성들의 고민이다. 바지를 허리에 맞춰 입으면 허벅지에 바지가 걸려서 입을 수가 없고, 바지를 허벅지에 맞춰서 사면 주먹 하나가 들락거릴 만큼 허리가 남으니 평생 바지를 예쁘게 입어 본 기억이 없는 여성들이라면 공감할 것이다. 가장 큰 문제는 걸을 때마다 허벅지 살끼리 부딪치면서 청바지 안쪽 부분이 닳는 것이다. 이제는 청바지를 버리지 말고, 수선하지도 말고 예쁘게 입어 보자.

양치하면서 할 수 있는 허벅지 안쪽 운동

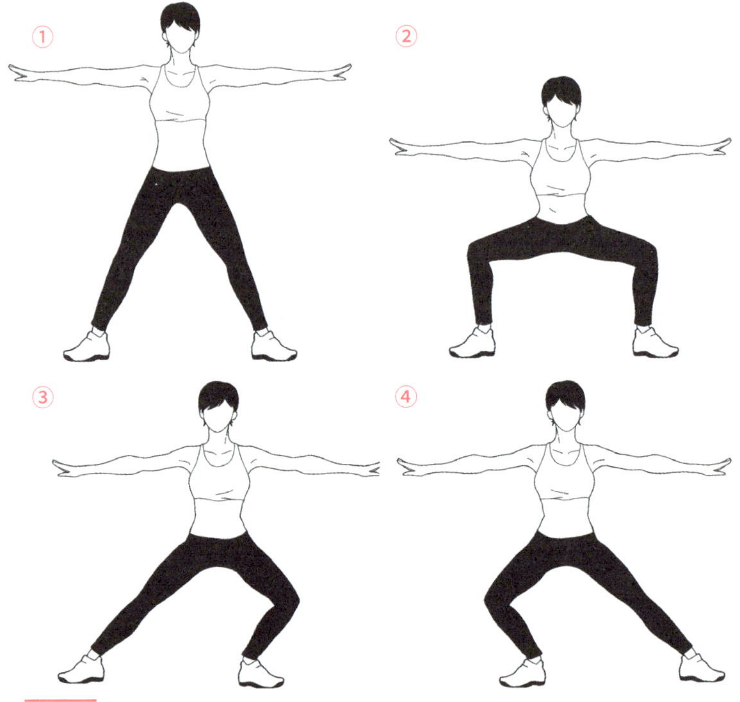

① 양팔과 양다리를 어깨너비보다 넓게 벌리고 선다. 이때 발끝은 45도로 바깥쪽을 향한다.

② 엉덩이를 뒤로 빼며 앉는다.

③ 그다음 오른쪽 다리만 편 후, 허벅지 뒤쪽을 쭉 당긴다.

④ 반대쪽 다리도 똑같이 편다.

⑤ 한 세트를 20번 반복한다. 하루에 3세트 이상 꾸준히 실행한다.

옆에서 봐도 탄탄하고 날씬하게! 허벅지 앞쪽 운동

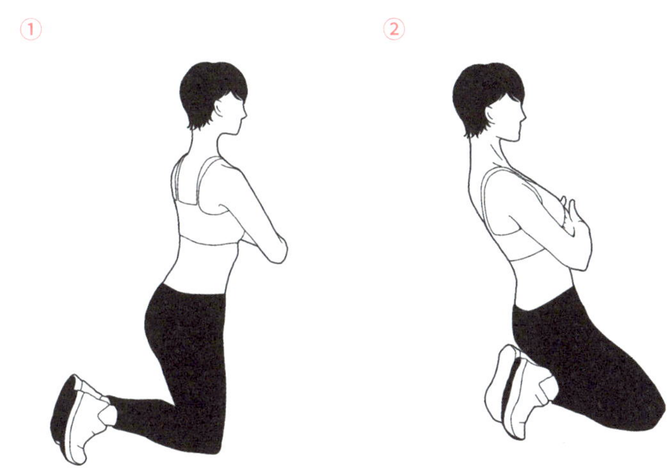

① 엉덩이를 들고 무릎을 꿇고 앉는다. 상체는 곧게 세운다.

② 상체를 세운 상태에서 발뒤꿈치에 닿을 듯 말 듯할 정도로 상체를 뒤로

밀어 준다. 이때 복부의 긴장감은 팽팽하게 유지!

③ 한 세트를 20번 반복한다. 하루에 3세트 이상 꾸준히 실행한다.

허벅지 운동을 며칠 시도하면 팔 운동과 비슷한 두려움이 생긴다. "다리가 두툼해진 것 같아서 더 이상 못하겠어요. 포기할래요!" 이는 허벅지 내부에서 근육이 자라는 속도 대비, 덮여 있는 지방이 빨리 연소되지 않아서 나타나는 현상으로 차차 지방이 줄어들면서 내부의 근육이 도드라지게 되어 탄탄한 곡선의 예쁜 허벅지가 완성되는 과정이다. 그렇기 때문에 허벅지 감량을 위해서 근육 운동과 유산소 운동을 복합적으로 병행하면 효과가 더 크다.

근육 운동은 앞서 소개한 동작들을 틈틈이 따라하면 도움이 된다. 허벅지 근육 운동은 허벅지 앞쪽, 뒤쪽, 안쪽을 자극하는 각각의 자세를 하나라도 놓치지 말고 꼼꼼히 나눠서 운동하는 것이 중요하다. 그렇다면 유산소 운동은? 집에서도 소음 없이, 기구 없이 간편하게 할 수 있는 유산소 운동을 하나 소개한다.

허벅지 근육은 우리 신체의 근육 중에서 크기가 큰 근육에 속한다. 그래서 허벅지 근력 운동을 통해 근육을 발달시키면 신진대사량을 효율적으로 높일 수 있다.

집에서 하기 쉬운 유산소 운동, 하늘자전거

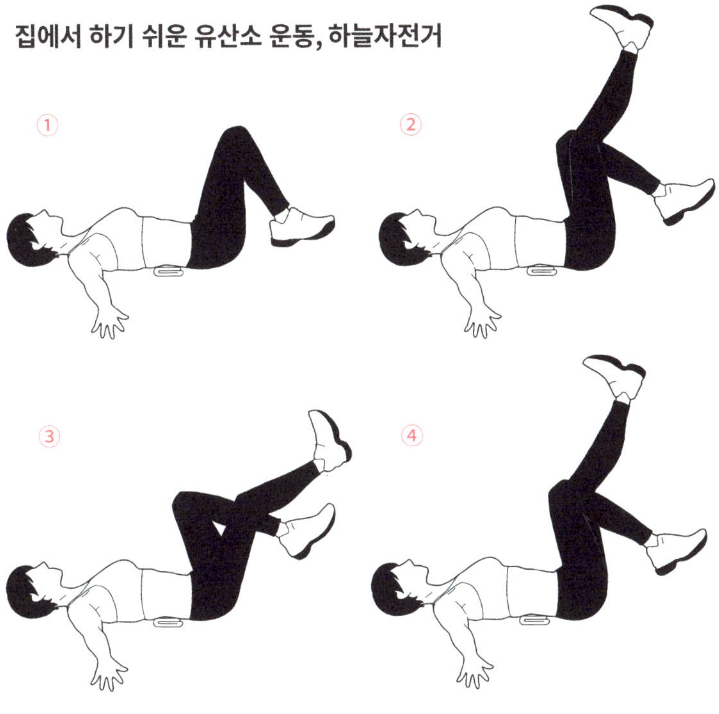

① 딱딱하지 않은 바닥에 곧게 눕고 엉덩이에 낮은 베개나 돌돌 만 타월을 받친다.

② 하늘에서 자전거를 타듯 허공에서 다리를 저어 준다. 이때 자세를 흐트러트리지 않고 발꿈치가 거의 바닥에 닿을 듯이 크게 원을 그린다. 다리를 쭉쭉 펴는 것이 포인트!

③ 유산소 운동이므로 호흡에 신경 쓰면서, 하루에 5분 이상 꾸준히 시간 날 때마다 해준다. 하늘자전거를 탄 후에 스트레칭과 마사지는 필수!

종아리 살

종아리 알은 신의 영역이라 후천적인 노력으로 개선될 수 없을 거라는 인식이 강하다. 종아리의 알은 타고나는 부분도 물론 있지만 생활 습관과 운동, 마사지를 통해서 달라진다. 100% 근육이 아니라 부종, 지방의 문제가 섞여 있기 때문이다. 특히 하루 종일 앉아 있는 사무직이거나, 신체 활동량이 부족하거나, 매일 하이힐을 신는다면 우리 몸에 불균형과 혈액순환 저하를 일으켜서 후천적으로 종아리가 굵어진다. 반면 평소에 자주 움직이고, 스트레칭과 마사지로 정성을 들이면 절대 깨부술 수 없을 것만 같았던 강철합금 종아리 알도 두께를 줄일 수 있다.

똑같이 두꺼운 종아리라고 다 같은 알이 아니다. 근육으로 다져져 근육 비율이 높은 근육형, 물렁살이 많은 지방형, 아침과 저녁 유난히 두께가 차이 나는 부종형 이렇게 세 가지 유형으로 나뉘는데 대부분 세 가지 유형이 복합적으로 작용한다.

근육이 단단하게 발달한 종아리는 다른 유형에 비해 가장 세심한 관리가 필요하며, 바꾸기 어렵다고 소문난, 종아리의 끝판왕이다. 아이러니하게도 운동을 열심히 하는 다리 예쁜 연예인이나 해외 모델, 스포츠 스타들 중에서도 근육형 종아리가 심심치 않게 있다. 그 의미는 종아리 근육 자체가 문제가 아니라, 근육형 종아리라 하더라도 하체가 전체적으로 탄탄하고 늘씬하다면 오히려 균형 있게 예쁜 다리를 만들 수 있다는 것이다. 관리만 잘하면 누구보다 아름다운 각선미를 만들 수 있으니 좌절할 필요 없다.

근육형 종아리의 원인은 세 가지가 있다. 첫 번째는 유전적인 원인 때문이다. 근육의 발달 정도는 유전적인 영향이 크기 때문에 굳이 특별한 운동을 하지 않았는데도 유달리 발달할 수 있다. 두 번째 원인은 잘못된 걸음걸이 때문이다. 신발 밑창을 보자. 바깥쪽이 더 닳았다면 종아리 안쪽 근육이 발달하는 팔자걸음일 가능성이 높다. 이렇게 안쪽 비복근에만 힘을 주어 걷는 습관은 종아리 알을 키우는 나쁜 습관이니 교정해 보자. 세 번째는 하이힐 때문이다. 높은 하이힐은 비복근에 무리를 주어 종아리 알을 키운다.

근육형 종아리를 없애기 위해서는 무거운 중량을 드는 하체 근력 운동보다는 종아리를 곧게 펴 주고 늘려 주는 스트레칭

을 하자. 위로 점프하는 동작이 많거나 근육 사용이 많은 등산
이나 스쿼시, 전속력 달리기, 조깅 등의 운동보다는 근육을 이
완시키면서 풀어 주는 스트레칭이나 요가, 필라테스가 좋다.

종아리에 힘이 가는 운동은 종아리쪽으로 가는 혈류량이 많
아져서 쉽게 붓고 스트레칭을 잘 하지 않으면 종아리 근육이
뭉친 채로 단단해진다. 따라서 종아리 쪽에 부하가 많이 가지
않고 종아리 근육에만 힘이 쏠리지 않도록 허벅지와 다리 근
육 전체를 사용하는 수영, 빨리 걷기, 하늘자전거를 추천한다.

걸을 때는 다리를 쭉 뻗어 주며 종아리보다 허벅지와 엉덩이
에 힘을 실어 걷는 습관을 들이면 예쁜 다리 라인을 만드는데
도움이 된다. 무릎이 스친다는 느낌으로 걸으면 팔자걸음도 교
정되고 다리 모양이 예쁘게 잡힌다.

서 있을 때도 틈틈이 스트레칭을 하자. 발 앞부분에 힘을 주
고 뒤꿈치만 들었다 놨다 반복하거나 벽을 손으로 밀면서 종아
리 근육이 쭉 늘어나는 것을 느끼며 발꿈치를 벽 반대 방향으로
밀어 보자. 근육형 종아리에게 좋은 스트레칭이다.

종아리 퇴축술은 종아리 바깥쪽 신경 일부를 차단해 근육을 못 움직이게 퇴화시키는 수술이다. 다리에 깁스를 오래하면 다리가 얇아지는 것과 같은 원리이다. 요즘에는 평생 까치발이 된다거나, 제대로 걷지 못하는 등의 부작용은 줄었지만 여전히 많은 문제가 있다. 대표적으로 종아리 운동 신경이 약 20% 저하되는 사례가 있다. 달리기, 걷기가 느려지고 쉽게 피로를 느낀다. 당장은 종아리가 가늘어질지 몰라도 운동 지속 시간, 활동에 제약을 받게 되면 결과적으로 운동도 예전만큼 하지 못하고 더 살찌기 쉬운 상태가 되어 버릴 수 있다. 우리 몸은 아주 잘 짜인 유기적 시스템이기 때문에 어느 한 근육을 못 쓰면 그 근육을 보완하도록 주변의 다른 근육들이 발달한다. 알을 제거하는 수술 직후에는 종아리 상부의 알은 줄어들지만 시간이 지나면 알 아래쪽 발목 부근부터 시작해 종아리가 전반적으로 굵어질 수 있다. 알이 도드라진 다리 형태에서 전반적으로 통통해진 종아리로, 모양만 바뀌는 것이다.

시간이 오래 걸리더라도 가장 안전하고 확실한 방법은 운동 전후에 반드시 스트레칭과 마사지로 종아리 근육을 풀어 주는 것뿐이다. 따뜻한 족욕도 도움이 된다. 쉽게 이루면 쉽게 잃는다는 것을 잊지 말자.

전신에 살이 찐 사람에게 흔히 나타나는 유형이다. 종아리만 집중해서 관리하기보다 전체적인 체중 감소를 목표로 근력 및 유산소 운동을 병행해 주어야 한다.

지방형 종아리는 일반적인 서킷 운동, 즉 근력 운동과 유산소 운동을 복합적으로 시행하면 된다. 살이 빠질 때 종아리도 자연스럽게 같이 빠진다. 건강한 식습관 성형과 운동을 병행해 꾸준히 체중을 감량한다면 종아리 지방이 감소하면서, 매끈하고 근육이 적당히 자리 잡힌 탄력적인 종아리를 만들 수 있다. 물론 지방형 종아리에도 다리 스트레칭은 필수! 염분이 많은 식단은 부종을 만드니 저염식 식단을 실천한다.

저녁의 이 다리는 내 다리가 아닐 텐데 : 부종형 종아리

오래 서 있어야 하는 직업이거나 잘못된 걸음걸이나 삐딱한 자세가 습관화되어 있을 경우, 림프 순환과 혈액순환이 잘 안 되는 경우, 발에 맞지 않는 신발 등을 착용할 경우, 하이힐을 자주 신는 경우, 골반이 삐뚤어져 있을 경우 등등 다리에 부종이 생기는 이유는 무척 다양하다.

부종형 종아리는 몇 가지 팁을 주의해서 실천하면 좋다.

① 구두를 꼭 신어야 한다면 운동화를 가지고 다니면서 번갈아 신는다.

② 운동 후에는 반드시 스트레칭을 병행해서 다리에 부종이 생기는 것을 방지하자.

③ 족욕이나 반신욕은 혈액순환을 촉진시키고 하체를 따뜻하게 해주며 수분 대사를 원활하게 해 노폐물 배출과 함께 지방 분해를 도와준다.

④ 종아리를 손으로 무작정 마사지하기보다는 따뜻한 물로 족욕하며 근육을 이완시킨 후에 발목에서 무릎 방향으로 올라가면서 마사지를 하면 더욱 효과적이다.

⑤ 평소 식습관 및 생활 습관을 통해 부종을 예방하는 것이 가장 중요하다. 염분은 수분을 끌어당기는 성질이 있기 때문에 맵고 짜고 자극적인 음식은 부종을 더 심하게 만든다. 식습관 성형은 기본!

⑥ 다리를 꼬는 습관은 하체의 혈액순환을 저해하기 때문에 의식적으로 다리를 풀어 준다.

⑦ 딱 붙는 청바지나 압박스타킹처럼 골반이나 허벅지가 꽉 끼는 옷을 입으면 다리에서 심장으로 체액이 올라가는 통로를 좁게 만들어 혈액순환을 저해해 부종을 심하게 만든다. 편안한 옷을 입도록 하자.

⑧ 다리를 심장보다 높은 곳에 두면 다리의 붓기를 빼는 데 좋다. TV를 볼 때나 잠잘 때 다리 밑에 베개를 놓아 보자.

종아리 붓기를 빼는 L자 다리 운동

어떤 유형의 종아리든 늘씬한 각선미를 만들고 싶다면 스트레칭은 필수다. 복부나 허벅지는 운동을 통해 지방이 감소하고 라인이 탄탄해지지만 종아리 근육은 쓰면 쓸수록 발달하므로 근육을 풀어 주는 것이 중요하다. 근육 풀어 주는 데 효과적인 L자 다리 운동을 소개한다. 이 운동의 장점은 편하게 할 수 있다는 것! 운동 후에, 또는 자기 전에 종아리 알과 붓기를 풀어 주는 소중한 운동법이다.

운동을 하고 나서는 종아리 알을 주물러 주거나, 엄지손가락으로 발목과 복숭아 뼈, 종아리 알 부분을 꾹꾹 지압해 준다. 운동을 시작하면 처음 며칠은 다리에 알이 생기는 것 같아도, 스트레칭과 마사지로 풀어 주면서 매일 10분만 투자하면 예쁜 종아리를 만들 수 있을 뿐 아니라 다리가 한결 가벼워지고 피로도 풀린다. 너무 오래하면 다리에 쥐가 나니 10분이면 충분하다.

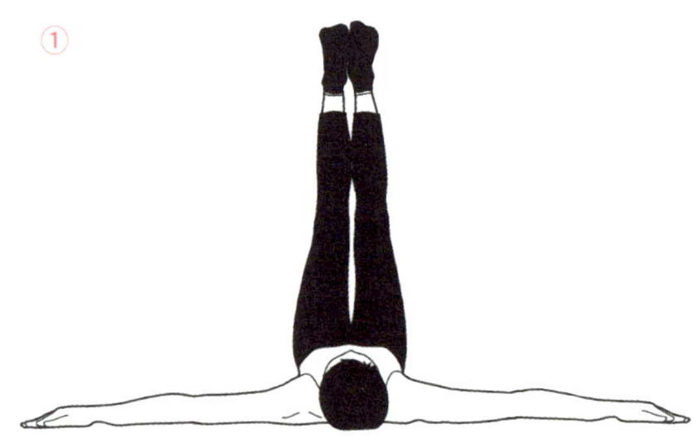

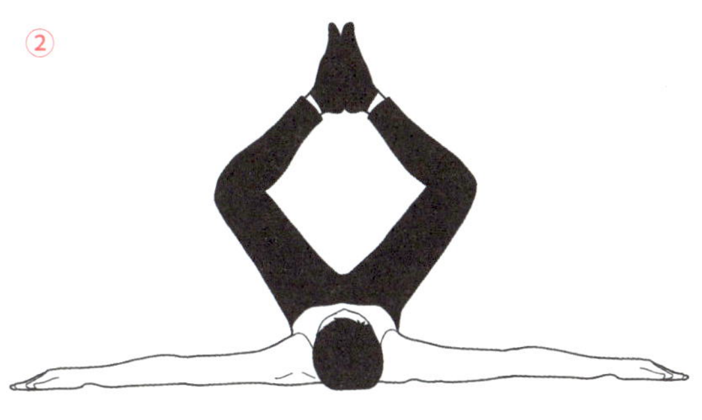

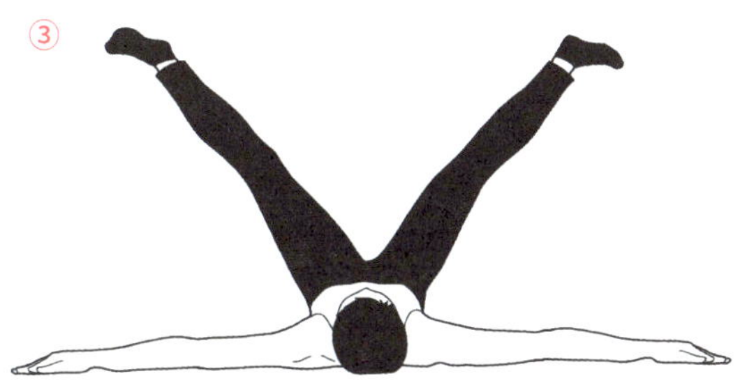

① 엉덩이가 벽에 닿도록 밀착시키고 누운 후 다리를 붙인 상태에서 위로 뻗는다. 두 팔은 편안하게 양옆으로 벌린다. 6분간 유지한다.

② 발바닥을 맞붙이고 최대한 다리를 접는다. 개구리 다리처럼 접으면 다이아몬드 모양이 되고 더 많이 접으면 역삼각형이 된다. 2분간 유지한다.

③ 두 다리를 다시 뻗고 양옆으로 최대한 벌려 V자 모양을 만든다. 2분간 유지한다.

옥수수, 호박, 율무와 요오드가 풍부한 미역, 다시마, 파래 등의 해조류는 붓기 제거에 탁월한 효과가 있다. 나트륨을 배출시키는 칼륨이 풍부한 바나나, 사과, 혈액순환을 돕는 부추, 연어, 비타민 E가 풍부하고 혈액의 흐름을 돕는 아몬드도 좋다.

가슴

　한국 여성들의 영원한 고민인 가슴. 하지만 잘못된 다이어트로 예쁜 가슴을 잃어버리는 경우가 허다하다. 유산소 운동만 하고 굶으면 살은 탄력 없이 늘어지고 가장 먼저 가슴과 볼살이 실종된다. 그냥 사라지는 것이 아니라 중력의 힘을 벗어나지 못하고 축 늘어져 버린다.

　진실을 말하자면 가슴이 커지는 운동은 존재하지 않는다. 원하는 부위 지방은 빼면서 가슴 지방은 그대로 유지시키는 방법도 존재하지 않는다. 다이어트를 하면 필연적으로 가슴이 작아지는 부작용은 감수할 수밖에 없다. 그러나 가슴이 커지지는 않더라도 잘못된 다이어트로 인해 원래 있던 가슴이 처지는 일은 없어야 하기에, 가슴 운동은 여전히 의미가 있다.

팔 굽혀 펴기, 가슴 운동

팔 굽혀 펴기는 가슴 자체의 크기를 키우는 것이 아니라 가슴 부위의 대흉근을 밀어 주어 가슴을 모으는 푸쉬업 브라 효과를 내는 운동이다. 가슴선과 어깨선을 예쁘게 만들면서 가슴 근육을 키울 수 있다.

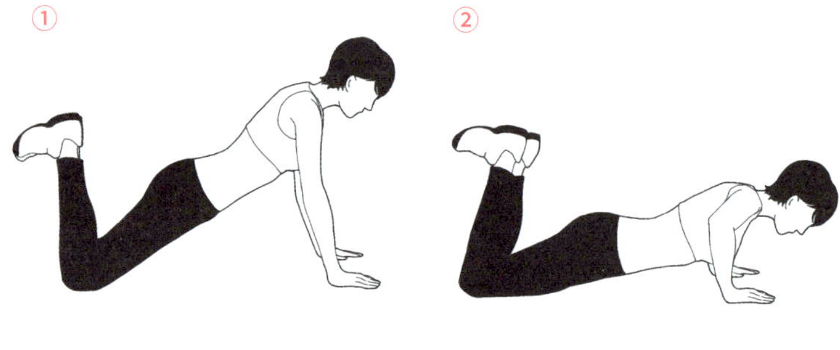

① 양손을 어깨너비보다 넓게 벌리고 무릎을 땅에 댄다.

② 팔 굽혀 펴기를 진행한다. 엉덩이가 먼저 땅에 떨어지지 않도록 팔 힘으로 버티면서 내려온다.

가슴 관리의 또 다른 비법, 가슴 마사지

가슴 마사지는 가슴의 모양을 예쁘게 다듬어 줄 뿐 아니라 크기를 키우는 데도 어느 정도 효과가 있다고 한다. 겨드랑이에 쌓인 노폐물을 이동시켜 몸의 순환을 돕고 유선 주변의 길을 열어 림프 순환을 돕는 효과가 있기 때문이다. 샤워하면서 가볍게 할 수 있는 마사지 방법이니 꼭 외워 두자.

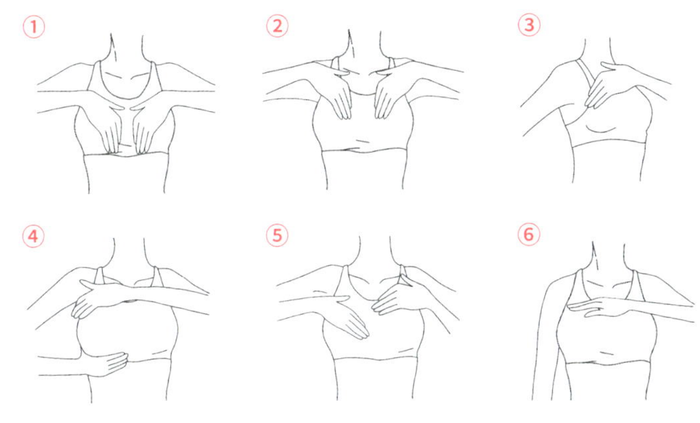

① 오일이나 크림 등을 골고루 바른다.

② 가슴골부터 겨드랑이를 원을 그리듯이 마사지한다. 10~20회 반복.

③ 가슴 옆 아래 부분에서 가슴골 쪽으로 원을 그리듯 마사지한다. 10~20회 반복.

④ 양손으로 위아래에서 중앙을 향해 좌우로 원을 그리며 마사지한다.

10~20회 반복.

⑤ 가슴 윗부분에서 쇄골 위까지 손바닥으로 쓸어 올린다. 20~30회 반복.

⑥ 가슴 윗부분(쇄골 아랫부분)을 톡톡 두드리면서 정돈한다.

스포츠 브라는 뭔가요?

한 시간 동안 러닝머신을 열심히 뛰면서 스포츠 브라를 착용하지 않는다면 어떻게 될까? 여성의 가슴은 쿠퍼 인대라는 아주 연약한 조직에 의해 지탱되고 있는데, 격한 달리기나 운동을 하면 쿠퍼 인대 조직이 손상될 수 있다. 고강도 운동을 할 때는 반드시 하이서포트 브라를 착용해야 한다. 가슴을 지탱해 주는 스포츠 브라 없이 유산소 운동만으로 살을 뺀다면 탄력 없이 축축 늘어지는 가슴이 될 수 있다.

잘못된 식이요법

살을 빼겠다고 샐러드와 방울토마토로 연명한다면, 즉 극단적인 절식이나 단식을 하면서 식물성 식품 또는 과일류만 섭취한다면 단백질, 영양분, 비타민 등의 불균형을 일으키는 것은 물론이고 여성의 몸매를 유지하기 위한 호르몬까지 잃게 된다. 생리 주기도 불규칙적으로 변하고 끊기기도 한다.

크림만 바르면 가슴이 커진다?

TV에서 판매하는 보르피린이 들어간 크림이나 태국 등에서 자생하는 식물인 푸에라리아에서 추출한 식물성 에스트로겐 성분의 가슴 확대에 대한 임상 실험 결과는 근거가 없다고 식약청에서 발표했다. 가슴을 키워 준다는 탄력 크림도 검증되지 않았다.

가슴 확대 한방침은 효과가 있다?

이완 요법을 통한 근육 교정을 바탕으로 경혈이나 경락을 자극해 가슴 쪽으로 기운을 유도해 준다고 하는데 효과가 미비하다는 주장이 많다.

당근과 요구르트 먹으면 가슴이 커진다?

당근과 요구르트를 많이 먹으면 가슴이 커진다는 말이 있다. 또한 두부, 콩, 당근, 석류 등에 여성 호르몬 유도체인 이소플라본 성분이 많아 유선 조직을 자극해서 가슴이 커진다고 하는데 에스트로겐 성분이 많은 음식을 섭취한다고 여성 호르몬 분비가 촉진되는 건 아니다.

가슴이 자라는, 또는 커지는 운동이 있다?

앞서 이야기 했듯 그런 운동은 없다. 가슴 발육은 대부분 성장기에 완성되기 때문에 가슴 자체의 크기를 키우는 것은 불가능하다. 다만 가슴 주변 근육을 발달시켜 탄력 있는 가슴을 유지할 수 있다.

항상 올바른 자세를 유지하자

굽은 어깨는 S라인 몸매의 최대의 적! 어깨가 굽어 있으면 가슴은 중력에 의해 밑으로 처지고 못생겨진다. 늘 의식적으로 허리를 펴자.

굶어서 빼는 다이어트는 절대 금물!

무리하게 굶으면 가슴살이 가장 먼저 빠진다. 균형 잡힌 식사와 운동을 함께 해야 가슴이 사라지지 않고, 요요 현상을 막아 준다.

운동할 때는 반드시 스포츠 브라를 착용하자

스포츠용 브래지어가 효과가 있을까 싶어서 구입하지 않는데 앞서 언급했듯, 고강도 스포츠를 할 때는 일반 브래지어가 아닌 스포츠용 브래지어를 착용해야 한다. 가슴에 단순한 중력 정도가 아니라 구심력, 원심력을 비롯해 가속도가 붙는 스포츠 활동(달리기, 줄넘기 등)을 할 때는 이를 지지해 주는 스포츠 브라의 영향이 절대적이다.

흡연은 절대 금물!

흡연은 피부 탄성을 감소시켜 가슴 쪽 피부를 쉽게 처지게 만든다. 피부를 위해서도 가슴을 위해서도 건강을 위해서도 흡연을 삼가자.

탄탄한 몸매를 만들기 위한 팁

1. 충분한 수면

충분한 수면을 취하지 못하면 인체는 부족한 잠에 대한 보상을 요구한다. 특히 음식에 대한 보상 욕구가 강해지며 음식에 집착하게 된다. 수면이 부족한 사람들은 수면이 충분한 사람보다 평균 220칼로리를 더 섭취한다는 연구가 증명하듯, 하루 8시간 이상 수면을 취해야 한다.

2. 달리기에 대한 맹신 버리기!

체중 감량에는 달리기가 최고라고? 그렇지 않다. 우리 몸은 오래 달릴수록 해당 운동 강도와 운동량에 적응하기 때문에 투자한 시간 대비 더 낮은 칼로리를 소모하게 된다. 유산소 운동 전후로, 여러 가지 근력 운동을 추가해 보자. 신진대사가 더욱 활발해져 지방이 더 소모되고 유산소 운동과 시너지 효과도 낼 수 있다.

3. 조금씩 중량을 올리기

웨이트를 시작했다면 몸이 적응할 틈을 주지 밀고 순차적으로 중량을 올려 보자. 같은 운동량을 꾸준히 지속하다 보면 반드시 운동이 쉬워지는 시점이 온다. 이때는 조금씩 더 높은 중량에 도전하자. 중량을 늘리면 운동 중의 칼로리 소모량은 물론, 수면 중 대사량도 무려 8%나 증가시킬 수 있다고 한다. 하지만 무리는 금물이다.

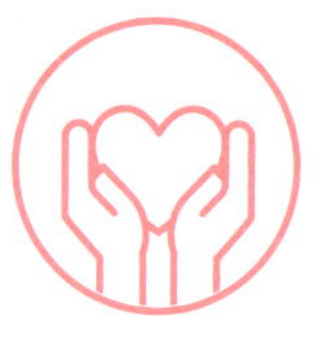

PART 4

습관 성형 실천하기

마인드 성형

마인드 성형 전략 : 다이어트를 하다가 포기하고 싶은 고비마다, 부정적인 감정을 포용
하고 다시 마음을 다잡아 초심으로 돌아가는 훈련을 반복하자.

살이 빠지는 원리는 과학의 영역이지만

다이어트를 끝내 성공시키는 것은 심리학의 영역이다.

- 다노 언니 제시

마인드 성형이
필요한 이유

-

　지금까지는 식습관을 바꾸고 운동 습관을 만들 수 있는 방법을 소개했다. 이전의 두 파트는 다이어트를 어떻게 시작해야 할지 막막한 습관 성형 초보들과, 방법은 알지만 어떻게 습관을 들여야 하는지 몰랐던 입문자들에게 도움이 되는 내용이었다. 마지막 파트인 마인드 성형 편에서는 습관 성형에 대한 올바른 지식을 바탕으로 나름대로 열심히 의식적인 실천을 하는 단계까지 온 사람들이 지치지 않고 꾸준히 습관을 반복 훈련할 수 있는 힘을 기르는 법을 소개하고자 한다.

　다이어트를 하며 절실히 깨달은 것이 하나 있다. 살이 빠지는 원리는 과학의 영역이지만 다이어트를 끝내 성공시키는 것은 심리학의 영역이라는 점이다. 과거의 나를 포함한 많은 사람들이 다이어트를 과학의 영역으로만 받아들이는 오류를 범해왔다. 식욕이라는 가장 본능적인 욕망을 이해하지 못한 채 칼로리의 덧셈과 뺄셈, 체중에 일희일비하는 기존의 다이어트 패러다임으로는 요요의 도돌이표로부터 자유로

울 수 없다. 다이어트 도중에 흔들리는 멘탈과 감정을 다잡기 위해서는 다이어트를 방해하는 생존 본능에 아주 조심스럽게 접근해 그 심기를 거스르지 않는 선에서 다이어트 전략을 펼쳐야 한다. 대놓고 들어가면 실패한다. 조용하지만 끈기 있고 용의주도하게 습관을 성형해야 다이어트가 성공한다는 것을 다시 한 번 강조하고 싶다.

이 파트에서는 다이어트를 꾸준히 지속하기 위한 방법, 다이어트를 하며 맞게 되는 수많은 난관들을 헤쳐 나가는 방법, '내가 왜 이렇게까지 해야 하나?'라는 회의감이 밀려올 때의 대처법을 다이어트 초반기, 중반기, 후반기로 나누어 풀어 보려 한다. 아무리 크고 튼튼한 배라도 강한 추진력만으로는 목적지에 도착할 수 없다. 명확한 방향키와, 목적지로 향하는 길이 옳은 길이라는 분명한 확신이 있어야 배가 산으로 가지 않고 안전한 항로를 따라 운항할 수 있다.

다이어트 초반기(시작~1개월)
: 정의와 목표 세팅하기

나에게 다이어트란? 정의 내리기

모든 교과서의 1장은 그 과목의 '정의'를 내리는 것에서 시작한다. 윤리 시간 첫 수업은 '윤리란 무엇인가'에서 시작하고 역사 수업은 '역사란 무엇인가'로 시작한다. 왜일까?

어떤 일을 시작하기에 앞서 '정의 내리기'는 대상의 범위를 정하고 일의 의미와 목적을 명확히 하는 일이기 때문이다. 영어로 정의는 'definition'인데, 이 단어에는 '선명도'라는 의미도 있다. 정의를 내리는 작업은 방향성을 선명하게 만드는, 모든 일의 첫 단추를 끼우는 작업이다. 학문이든 업무든 정의를 내리는 과정을 거쳐야만 목표가 도중에 흐지부지되거나 방향감각을 잃는 불상사가 생기지 않는다.

끈기 있는 다이어트를 위한 첫걸음 또한 '다이어트에 대한 나만의 정의'를 내리는 것이다. 물론 '다이어트=적게 먹고 많이 움직이는 것'

이라는 보편적 등식이 있다. 하지만 이 정의는 내 것이 아니다. 습관 성형이라는 기나긴 마라톤을 시작하기 전에, 다이어트에 대한 나의 정의를 생각해 보자.

예컨대 나에게 다이어트란 '수련의 과정'이다. 수련에는 다음과 같은 의미가 있다.

수련하다 (修鍊--/修練--)

[동사] 학문, 기술, 인격 따위를 닦아서 단련하다.

수修 : 익히다, 연구하다.

련鍊 : 굳세게 하다.

'수련'이라는 단어의 의미를 빌리자면 다이어트는 '나 자신에 대한 마음가짐, 스킬과 노하우, 그리고 몸에 대한 지식을 공부하고 굳세게 다져서 아름다운 몸을 만드는 것'이라고 풀이할 수 있다. 다이어트에 대한 지식을 공부하고 내 몸에 적용해 보며 다이어트 노하우를 쌓고, 마인드 컨트롤을 통해 더 나은 사람으로 발전시키는 것이 내가 생각하는 다이어트의 정의다. 진정한 다이어트란 예쁜 몸매를 만드는 것에서 그치는 것이 아니라 내 몸과 마음과 정신을 단련하는 것이다.

이렇게 정의를 바로 세우는 이유는 하나다. 정의를 바로 세우면 목표가 명확해지기 때문이다. 뿐만 아니라 우리가 다이어트를 어떻게 정의하느냐에 따라 과정이나 기간, 수단 또한 바뀔 수 있다. 이전에는 다이어트 성공 여부를 알려 주는 유일한 지표가 체중계 위의 숫자뿐이었다면 이제는 다이어트에 대한 정의와 목표가 체중에만 머무르지 않고 몸에 대한 이해도, 절제력, 행복 지수, 다이어트를 하는 과정에서의 마음 상태 또한 중요한 지표가 된다.

자신에게 다이어트는 무엇인지 정의해 보세요.

다이어트 '왜' 해? 목적 분명히 하기

다이어트를 하다 보면 크고 작은 난관을 만난다. 사회생활을 하며 받는 스트레스, 친구들의 유혹, 남과의 비교로 인한 자존감 저하, 정체기 등 끊임없이 밀려오는 거친 파도를 만나다 보면 한 가지 암울한 생각으로 귀결된다. '내가 왜 이렇게까지 해야 하지?' 스트레스 받는 날에는 마구 폭식을 하고 싶고, 모임 자리에서는 들뜨는 분위기에 맞춰 술 한 잔 못 이기는 척 마시고 싶고, 추운 겨울에는 운동 따위 잊어버리고 집에 누워만 있고 싶다. 남들이 무슨 다이어트냐고 그냥 생긴 대로 살라고 할 때면 더욱 그만두고 싶다. 이런 상황에서 좌초되지 않으려면 '왜 해야 하지?'에 대한 정확한 답이 필요하다. 그 답이 바로 떠오르지 않는다면 굳이 다이어트를 할 필요성을 못 느끼거나, 아직 다이어트를 시작할 준비가 되지 않은 것이다. 누구에게나 때가 있고 다이어트도 마찬가지이다. 절실히 다이어트를 해야 할 이유를 찾지 못했는데 남들이 다 한다고 또는 누군가 하라고 해서 다이어트를 할 필요는 전혀 없다.

단번에 '왜'를 떠올렸다면 그 답에 나의 주관이 포함되었는지 점검해 보자. 예를 들어 "나는 아름다워지기 위해서 다이어트를 한다"라고 다짐한다면 왜 아름다워져야 하는지에 대한 이유가 없다. 게다가 '아름답다'의 기준은 사람마다 다 다르다. '아름다운 것'에 대한 주관을 명확히 하고 왜 그렇게 생각하게 되었는지, 그 이유가 나에게 의미가 있는 것인지 고민할 필요가 있다.

예컨대 내가 정의하는 아름다움은 '생명력'이다. 내가 생각하는 아름다운 사람은 에너지가 넘치고 생기가 넘치는 사람이다. 나는 다이어트를 통해 건강한 미소와 활기찬 기운, 활력이 도는 얼굴과 태도를 갖고 싶다. 건강한 식단과 적당한 운동으로 몸의 노화를 늦추고 더 유연하고 생기 넘치는 모습을 기대한다. 이루고 싶은 것이 많기 때문에 나이가 들어도 거뜬히 산에 오르거나 바다 수영을 할 수 있고 바쁜 하루의 일과를 지치지 않고 소화해낼 수 있는 체력과 정신력을 단련하고 싶다. 꾸준히 다이어트를 하다 보면 내가 생각하는 '아름다움'에 가까워질 수 있을 것이라 믿는다.

이와 같이 나만의 주관이 반영된 '왜'를 찾아야 한다. '아름다움'뿐 아니라 '건강해지고 싶어서', '입고 싶은 옷을 마음껏 입고 싶어서', '자신감을 되찾고 싶어서' 등의 이유도 마찬가지다. 그것이 왜 나에게 중요한지, 어떻게 하면 구체적으로 만족할 만한 상태가 되는 건지 깊이 고민해 보아야 한다.

ACTION PLAN ⊙

자신의 다이어트 목표는 무엇인가, 다이어트 후에 펼쳐질 내 삶의 모습을 최대한 구체적으로 묘사해 보세요.

나만의 다이어트 목표 정하기 - 물리적 지표

꾸준하고 우직하게 건강한 방법으로 아름다워지겠다고 마음을 먹었다가도 체중계에만 올라가면 마음이 조급해진다. 체중계는 판도라의 상자 같은 존재다. 같은 체중이어도 근육과 지방의 비율에 따라 더 날씬해 보일 수도 더 뚱뚱해 보일 수도 있기에 크게 의미를 부여하면 안되는 걸 알면서도 자꾸만 올라가 보고 싶고, 막상 체중이 그대로면 서운할 줄 알면서도 그간의 내 노력을 확인받고 싶은 건 어쩔 수 없다. 체중 대신 나의 다이어트가 옳은 방향으로 가고 있는지 알기 위한 물리적 지표는 필요하다. 그럼 다이어트를 잘하고 있다는 것을 확인하는 판단 기준은 어떻게 잡아야 할까?

체중 대신 가장 흔하게 사용하는 지표는 체성분이다. 체성분은 몸의 지방과 근육의 구성 비율을 보여 준다. 하지만 체성분 측정 기계 회사마다 오차가 있고 몸도 시간대에 따라 체수분량이 변하기 때문에 정확한 측정이 어렵다. 한 달 간격으로 동일한 체성분 측정 기계로 동일한 환경에서 체지방률 변화를 체크해야 한다.

다이어트를 잘하고 있는지 판단하는 가장 직관적이고 정확한 기준은 사실 우리가 바로 위에서 각자 정의 내린 다이어트의 목적을 반영하는 것이다. 예를 들어 다이어트의 목적이 쇼핑할 때 피팅하지 않고 아무 옷이나 입어도 맞는 몸을 만드는 것이라면 다이어트의 지표는 옷 사이즈로 하면 된다. 이런 경우에는 일단 신축성이 없고 자신에게 꽉 끼는 청바지나 코팅 진을 하나 마련한다. 다이어트를 시작하고서 체중이 전혀 줄지 않고, 체지방은 오히려 늘었더라도 절망하지 말고 한 달 이상 꾸준히 식습관과 운동 습관을 성형해 보자. 그리고 매월 1일에 청바지를 입어 보자. 엉덩이까지 겨우 올라가던 바지가 허리까지 올라가고, 지퍼가 겨우 잠기다가, 단추가 여유 있게 잠길 때의 희열은 이루 말할 수 없을 것이다.

나만의 다이어트 목표 정하기 – 궁극적 목표

물리적 지표에서 좀 더 나아가 다이어트의 궁극적인 방향성에 대해 이야기해 보자. 다이어트뿐만 아니라 어떤 일이 되었든 간에 시작하기 전에는 올바른 목표를 세워야 그것이 우리를 바른 방향으로 인도한다. 잘못된 목표를 가지고 열심히만 하면 길을 잃어버리는 시점이 온다. 다이어트의 잘못된 성공 기준이자 사람들이 가장 쉽게 범하는 실수는 체중 자체를 목표로 삼는 것이다. 물론 초반에 눈에 띄게 체중이 줄어드는 고도비만인 사람은 무리하지 않는 범위 내에서 체중을 단기 목표로 삼을 수는 있다. 하지만 다이어트의 '궁극적 목표'로 체중은 적절하지 않다. 특정 체중으로 사는 것이 아니라 아름답고 건강해지는 것이 진정한 다이어트가 줄 수 있는 가장 좋은 열매이기 때문이다.

나 또한 처음에는 49kg이 되면 행복할 줄 알았다. 하지만 막상 그 체중이 되었지만 그곳에 내가 원하던 모습은 없었다. 막연하게 추종하던 무언가의 시시한 실체를 마주했을 때 밀려오는 허무함뿐이었다. 그제야 체중은 수많은 지표 중 하나일 뿐, 목적은 될 수 없었다는 것을 깨달았고 다이어트의 성공 여부는 특정한 수치가 아니라 '꾸준한 수련의 과정'으로 판단해야 하는 것을 알게 되었다.

배부르면 숟가락을 놓는 절제를 수련하고, 밤에 냉장고를 열고 싶지만 따뜻한 차 한 잔으로 달래는 법을 수련하고, 추운 겨울 이불 속에만 있고 싶은 나를 깨워 몸을 움직이는 법을 수련하고, 하나 더 먹고 싶지만 굳이 안 먹어도 되는 군것질을 내려놓을 줄 아는 법을 수련하고, 내 몸에, 정신에 더 이로운 것, 채우고 비우는 것을 선택하는 방법을 수련하는 과정이 진정한 다이어트임을 서서히 깨닫게 되었다.

누군가 당신에게 '너의 다이어트 성공 기준은 뭐야?'라고 묻는다면 뭐라고 대답할까 생각해 보자. 연예인 몸무게가 되면 성공이라고 말할 수 있을까? 수많은 사람들이 요요를 겪는 이유는 애초에 다이어트의 목표가 잘못되었기 때문이다. 몸무게를 목표로 잡고 그 숫자를 만들기 위해 식욕을 참는 건 내 안에 시한폭탄을 키우는 것과 같다. 더 이상 몸무게 숫자에 몸을 맞추지 말자. 입맛을 고치고, 습관을 바꾸면 아름다운 몸매는 자연스럽게 따라올 수밖에 없다.

T I P ◉

건강한 다이어트를 하는 사람들의 열네 가지 특징

1) 칼로리 계산에 집착하지 않고, 칼로리의 강박에서 자유롭다.

2) 남의 몸과 자신의 몸을 비교하지 않는다. 예쁜 몸매의 사진은 건강한 자극제로만 활용한다.

3) 마르기만 한 것이 아니라, 군살 없고 탄력이 넘치고 안색에서 빛이 난다.

4) 걷거나 앉아 있을 때 늘 자세가 곧고, 늘어져 있지 않고 자주 움직인다.

5) 자기 고유의 매력과 장점이 무엇인지 잘 알고 있다.

6) 내면은 강인한 에너지로 차 있고, 사고가 긍정적이다.

7) 배가 고플 땐 짜고 맵고 자극적인 음식이나 달콤한 군것질보다, 신선한 채소와 담백한 자연식 한 끼가 먼저 생각난다.

8) 자신감이 충만하고 자기 자신을 사랑할 줄 안다.

9) 야식을 먹거나 과식을 해도 굶어서 만회하지 않고 바로 옳은 식습관으로 돌아온다.

10) 식사 시간을 살찌는 '위기의 순간'으로 생각하지 않고, 건강해질 수 있는 '기회'라고 생각한다.

11) 쉽게 피곤해지지 않는다.

12) 칼로리 계산기를 두드리지 않고도 영양 균형이 맞는 식단을 알고 있고, 자신에게 맞는 1인분 정량만큼 먹는 습관이 들어 있다.

13) 폭식하고 싶은 욕망이 들 때 나만의 방식으로 사그라뜨릴 수 있다.

14) 정신적 스트레스를 먹는 것으로 풀지 않고 운동으로 풀 수 있다.

다이어트 초반의 조바심 대처법

다이어트를 결심하고 일주일은 무난하게 흘러간다. 의지가 가득 충전되어 있기도 하고 무리 없이 다이어트 식단을 유지할 수 있다. 운동도 일주일에 5회 이상 할 수 있다. 문제는 그 이후다. 다이어트를 시작한 지 2주에서 4주쯤 되면 많은 사람들이 이런 질문을 한다.

"왜 아무 변화가 없을까? 아무리 봐도 똑같은 거 같아. 이럴 땐 건강한 다이어트고 뭐고 다 집어치우고 그냥 굶어서 빼고 싶어."

의지력은 떨어져 가는데 겉으로 나타나는 변화는 없고 건강한 식단이 질릴 쯤 우리 마음에 '조바심'이라는 이름의 불청객이 찾아온다. '왜 나만 이렇게 느리지?', '내 방법에 뭔가 문제가 있는 건가?' 하고 의심을 품게 되고 2주 만에 3kg이 빠졌다는 지인들의 방법이나 광고가 그렇게 솔깃할 수가 없다.

이럴 때일수록 다이어트의 진짜 적은 조바심이라는 것을 명심하자. 조바심은 피자, 치킨 같은 고칼로리 음식보다 다이어트에 더 나쁘다. 변화의 기미가 보이지 않는다고 다그치거나 재촉해서는 안 된다. 씨앗이 새싹을 틔우려고 겨우내 땅 속에서 인내하며 때를 기다리듯이 우리 몸도 시간이 필요하다. 새싹을 보기 위해서는 묵묵히 양분과 햇빛을 충분히 주는 것이 중요하다. 우리 몸도 마찬가지다. 다이어트를 시작하자마자 드라마틱하게 빠지는 몸도 있지만 한동안 미동도 없는 몸도 있다. 그렇다고 몸에서 아무 변화도 일어나지 않는 게 아니다.

영양소를 잘 챙겨 먹고 수면을 충분히 취하고 기분 좋게 운동하면 된다. 속도가 느리다고 조바심에 사로잡혀서 포기해 버린다면 원점으로 돌아가고 만다. 새싹이 나오지 않는다고 씨앗의 가능성을 말려 죽이는 우를 범하는 꼴이다. 작고 보잘 것 없는 그 씨앗 안에서는 놀라운 성장이 준비되고 있는 것이니 내 안의 가능성을 믿어 주자.

그럼 언제쯤 변화가 나타날까? 보통 한 달이면 나만 알 수 있는 미세한 변화가 생기고 두 달이면 남들이 알아보기 시작하고 세 달째는 옷 사이즈가 바뀐다. 사람마다 속도가 달라서 한 달 만에 빠지는 사람도 있고 6개월이 넘어야 변하는 몸도 있다. 유난히 느린 내 몸이 원망스럽고 속상할 수 있지만 어렵게 얻은 것은 그만큼 쉽게 잃지 않는다. 봄에 피는 꽃도 있고 겨울에 피는 꽃도 있듯이, 내 안에 언젠가 싹을 틔우고 꽃을 피울 씨앗이 있다는 걸 믿으며 묵묵하게 나의 때를 기다리자.

습관은 의지 문제다?

"저 망했어요. 또 폭식했어요. 왜 이렇게 의지가 약할까요?"

"도저히 운동은 힘들어요. 전 의지박약이라 안 되겠어요."

이런 고민은 다이어트를 '단번에 성공해야 하는 것' 또는 '의지를 써서 식욕을 참고 또 참는 것'이라고 생각하는 오해 때문이다. 다이어트는 의지를 시험하는 테스트가 아니다. 내 의지가 남들보다 약해서 자꾸만 실패하는 것도 아니다. 실패를 자연스러운 습관 성형 과정의 일부로 받아들여야지, '나는 의지가 약한 걸까?'라고 질문을 던지기 시작하면 괴로운 자책만 들 뿐이다.

습관 성형은 '학습'의 과정이며 '의지'는 학습의 필수 요소가 아니라 개인의 성장 가능한 능력이다. 의지는 처음부터 생기는 게 아니라 수많은 시행착오를 통해서 강화된다. 우리가 무언가에 열정을 가지고 몰입할 때는 실패를 별로 신경 쓰지 않는다. 오로지 해내는 것을 목표로 잡고 몇 번의 시도가 물거품이 되든 부끄러워하지도, 자책하지도 않는다. 우리는 모두 이러한 학습의 열정을 가지고 있으며 무언가에 몰입할 수 있는 놀라운 역량을 이미 가지고 있다.

나는 의지박약이라 그렇지 않다고? 한 번도 무언가에 미쳐서 학습해본 경험이 없다고? 그건 모르는 소리다. 이 책을 읽는 대부분의 독자들은 이미 열정적인 학습을 해낸 사람들이다. 기억이 나지 않을 수는 있다. 당신이 아주 어렸을 때의 기억을 더듬어야 할 테니 말이다.

당신이 아기였을 때 수없이 엉덩방아를 찧으면서도 결국 두 다리로 서기에 성공했다. 만일 주저앉을 때마다 '난 망했어. 난 의지박약인가 봐. 왜 나만 이렇게 못 걸을까? 이게 노력만으로 될 일인가?'라고 생각하며 걷기를 포기했다면 지금 당신이 원하는 곳 어디로든 당신을 데려다주는 아름답고 튼튼한 두 다리는 없었을지도 모른다. 실패하면 실패한 대로 다시 일어나 아장아장 걸었을 뿐, 넘어지고 부딪치고 깨지는 것을 부끄러워하지 않았다.

어디 걸음마뿐이겠는가? 한국어를 학습했던 과정도 마찬가지다. 모든 인간의 내면에는 무언가를 학습하고자 하는 강한 열망이 있다. 다만 사회화 과정에서 다른 사람과 비교당하고, 줄 세워지고, 평가당하면서 학습의 열정보다 실패에 대한 두려움이 더 커진 것일 뿐이다. 소싯적 첫 걸음을 떼던 순간에 내 안에 있던 '걸음마의 집념'을 되살려 보자. 다시 한 번 머리에 새기자. 습관 성형은 '학습'의 과정이다.

다이어트 중반기(2~6개월)
: 나만의 매력 개발하기

슬슬 남과 나를 비교하는 시기

SNS를 보면 몸매 좋고 예쁜 사람들이 정말 많다. 심지어 부지런하고 운동도 열심히 하고, 음식도 적게 먹는 것 같다. 처음에는 동기 부여를 받겠다고 시작했는데 계속 들여다보고 있자니 자신이 초라해진다.

나의 '현재진행형'과 다른 사람의 '완성형'을 비교하지 말자. 타인의 몸매를 건강한 자극으로 받아들이고 긍정적인 동기 부여를 받는 것은 좋지만, 내 모습과 비교하고 자괴감을 느끼는 것은 그들이 흘린 땀과 눈물을 과소평가하는 건지도 모른다. 서툴고 미흡한 시절은 누구에게나 있다. 소셜 커뮤니티는 결과만을 보여 주는 곳이다. 내 삶에서 기억하고 싶은 가장 예쁜 부분, 가장 좋은 모습만을 편집해서 올리는 곳이다. 과정에 대한 이야기는 재미없고 화려하지 않기에 잘 부각되지 않을 뿐이다. 번데기인 내 모습과 나비가 된 남의 모습을 자꾸 비교하다 보면 지칠 수밖에 없다. 어디서도 받지 못할 만큼의 사랑을 지금의 나에게 주자. 내 몸은 사랑받은 만큼 변화한다는 걸 믿어 보자. 평생 할 수 있는 행복한 다이어트의 시작은 내 몸을 인정하는 것에서 시작된다.

자존감을 높이려면 나를 사랑하라고 하는데, 어디서부터 어떻게 나를 사랑해야 할지 어려워하는 사람들이 많다. '당장 살을 빼고 싶을 뿐이고, 살이 찐 내 모습이 너무나 싫은데 어떻게 내 몸을 사랑하라는 거야?'라고 반문하는 사람들을 위한 가장 쉬운 '나 사랑법'은 바로 '관심 주기'다.

이성에게 호감을 가지면 그 사람의 일거수일투족이 궁금하고 보고 싶고 세세한 것 하나까지도 알고 싶다. 나를 사랑한다는 것은 대단한 것이 아니라 내 몸에 바로 그런 관심을 주는 것이다. 내가 어떤 음식을 좋아하고 싫어하는지, 어떤 운동을 할 때 스트레스가 풀리는지, 어떤 음식을 먹으면 소화가 안 되거나 변비에 걸리는지 등 애정 어린 호기심을 가지고 면밀히 관찰하고 세심히 대해 주는 것이 곧 나를 사랑하는 것이다. 정원사가 정원에 난 나무들을 매일 꾸준히 애정 어린 시선으로 돌보고 가꾸는 것처럼 말이다. 나무에 햇빛과 물을 주고 잘 자라기 좋은 최적의 환경을 주듯 우리 몸의 정원사가 되어 몸이 가장 편안한 환경과 조건을 매일 꾸준히 제공해 주자.

매력은 객관식이 아니다

길을 걷다가 나와 똑같은 옷을 입은 사람을 보았을 때 기분이 좋지 않았던 경험이 있을 것이다. 이유가 뭘까? 옷은 단순히 체온을 유지하기 위한 기능뿐 아니라 취향과 개성을 드러내는 수단이기도 하다. 인간은 타인과 구분되는 자신만의 개성을 추구하는 본능이 있고 세상의 수많은 존재와 다르고 싶은 것이다. 매력은 다른 사람들과 구별되고자 하는 정체성, 나만의 색깔에서 나온다.

"너보다 예쁜 여자는 수없이 보았지만, 너 같은 여자는 처음이야"라고 부르짖는 드라마 속 남자주인공의 멘트는 비록 진부하기는 해도, 천편일률적으로 예쁜 외모보다 그 사람에게서 풍기는 독특한 개성이 사람을 더 매력적으로 만든다는 사실을 방증하고 있다.

옷 한 벌, 액세서리 하나도 남과 똑같은 걸 갖고 있으면 언짢은데, 아이러니하게도 외모에 있어서는 그렇지 않은 것 같다. 천편일률적인 외모의 기준이 있고 많은 사람들이 그 기준에 자신을 맞추려고 한다. 미의 기준이 매스컴에 의해 왜곡되었기 때문이다. 우리는 수많은 화장품 광고, 성형 수술 광고, 패션 광고를 통해 '이상적인 아름다움'을 세뇌받고 있다. 광고는 매 순간 우리에게 속삭인다. "이 크림을 발라. 피부가 하얘질 수 있어. 하얀 게 예쁘잖아!" "이 약을 먹어봐. 곧고 길게 뻗은 다리를 가질 수 있어. 너도 이렇게 한 번 살아봐야지!" "이 시술을 받아봐. 그래야 눈이 커져. 봐봐. 다들 큰 눈을 좋아한다니까?" 넘쳐 나는 광고의 문맥 속에서 알게 모르게 피부는 하얀 게 예쁘고, 눈은 크고 코는 오똑하고 턱은 V라인이 예쁘고 머릿결은 물미역처럼 찰랑찰랑 윤기가 나야 하고, 다리는 튀어나온 근육 없이 곧은 11자여야 한다는 미의 획일적 기준을 주입받고 있다. 이런 광고는 매스컴이 제시하는 미의 기준에 부합하지 않은 절대 다수의 열등감을 자극하고 특정 상품 구매를 유도한다.

나 또한 매스컴이 규정한 전형적인 미인상에 얽매여 많은 콤플렉스를 가지고 있었다. 사진을 찍을 때는 동그란 얼굴을 가리기 위해 습관처럼 두 볼을 가리고 조금이라도 어깨가 좁아 보이려고 어깨를 구부정하게 하고 다녔다. 두꺼운 하체 때문에 치마를 입는 것도 부끄러웠고 무엇보다 까무잡잡한 피부는 가장 바꾸고 싶은 콤플렉스였다. 그렇게 한국 사회에서 만들어진 편협한 미의 기준 속에 살던 나는 스무 살이 되고 한국 밖 이곳저곳을 다니며 넓은 세상의 수많은 아름다움을 목도했다. 한국 밖에서 만난 다양한 인종의 여성들은 충격적일 만큼 가지각색의 매력을 갖고 있었다. 더 정확히 말하자면, 남들이 콤플렉스라고 규정하는 것들을 신경 쓰지 않았고 당당했다.

웨이트트레이닝 수업에서 만난 흑인 여자아이의 땀이 맺힌 탄력 있는 피부를 보면서 사람의 피부가 보석처럼 눈부시게 빛날 수 있다는 것을 알았다. 매일 아침 조깅을 하는 중년의 아주머니는 다부진 팔과 어깨를 가지고 있었는데, 같은 시간에 같은 코스를 한결같이 뛰는 그 모습이 강인하고 아름다워 보였다. 주근깨에 삐뚤삐뚤한 앞니를 가진 친구가 테니스 라켓을 들고 붉게 상기된 두 뺨 가득 환하게 웃을 때마다 '사랑스럽다'의 사전적 정의는 바로 저 얼굴을 위해 만들어진 수식일 거라고 생각했다. 이들의 공통점은 자신의 매력을 잘 알고 그것을 마음껏 드러내며 나아가 그 매력을 끊임없이 개발한다는 것이었다. 그들은 하얀 피부를 가지지 못했다고 체격이 여리하지 못하다고 한탄할 시간에, 자신을 가꾸었다.

세상에는 헤아리기 힘들 만큼 다양한 아름다움이 차고 넘친다는 것을 깨닫게 되었고 미에 대한 편협한 기준에서 조금은 자유로워졌다. 매력은 다름에서 시작된다. 남과 다른 나만의 매력을 찾고 부지런히 개발해 보자.

ACTION PLAN　⊙

자신이 소설에 나오는 여주인공이라면 어떻게 묘사될지 주관식 답안을 써 내려가듯 자유롭게 묘사해 보세요.

세상에서 가장 쉬운 성형, 미소

우리는 각자 자신의 매력이 있지만, 반면 전 세계 어디를 가나 통하는 '세계 공용 매력'도 있다. 게다가 이 매력은 얼굴에 칼도 대지 않고 1초 만에 끝낼 수 있는 성형법이다. 더욱 좋은 점은 부작용도 없고 돈도 들지 않는다는 점이다. 그것은 바로 '웃는 얼굴'이다.

미소가 중요한 이유는 미소는 사람의 인상을 결정하고, 인상은 그 사람의 아름다움에 많은 부분을 차지하기 때문이다. 그 사람이 평소에 자주 짓는 표정, 자주 하는 생각 그리고 삶의 태도가 얼굴이라는 거울에 그대로 반영된다. 긍정적인 생각을 하고 자주 웃는 사람은 나이를 먹을수록 온화하고 밝은 분위기를 가진다. 조바심이 많거나 자신감이 없는 사람은 표정에 불안한 기색이 드리워져 있다. 화를 자주 내는 사람은 가만히 있을 때도 미간 사이가 찌푸려져 있다. 물론 긍정적인 태도를 가지고, 좋은 생각과 좋은 말만 하면서 사는 건 참 피곤한 일이다. 그럼에도 굳이 에너지를 써서라도 긍정적으로 살아야만 하는 이유가 있다면 아름다운 얼굴 때문이다.

자신감 넘치게 활짝 웃는 모습이 나와는 다른 이야기라고 생각한다면 절대 그렇지 않다. 웃는 얼굴도 노력하면 점점 더 쉬워진다. 일을 하면서 정말 많은 사람을 만난다. 나중에 시간이 흘러서 기억에 남는 사람은 예쁜 얼굴이 아니다. 웃는 얼굴이 더 오래 여운을 남긴다.

웃는 것만으로도 누군가에게 나를 '매력적인 사람'으로 오래오래 기억되게 할 수 있다니, 정말 쉬운 뷰티 팁 아닌가? 매일 아침 일어나서 화장실 거울 앞에서, 그리고 잠들기 전 화장대 앞에서 미소 짓는 연습을 해보자. 미소를 지을 때는 나를 격려하는 한 마디를 떠올리며 긍정적인 생각으로 자연스레 미소가 머금어지도록 해보자. 습관화된 긍정적인 생각이 자연스러운 미소를 짓는데 큰 도움을 줄 것이다.

다이어트 후반기(6개월 이후)
: 정체기 다루기

정체기의 원인 찾기

다이어트 시작 직후, 야식과 과식을 멀리하면서 찾아오는 마음의 허전함과 아직 친해지지 않은 공복감, 그리고 운동의 근육통과 같은 초반의 고비를 지나고 나면 눈으로 보이는 몸의 변화와 활력을 경험하며 다이어트의 재미를 알게 된다. 이른바 탄력을 받는 시기다. 재미가 붙기 시작하면 살은 꾸준히 빠진다. 누가 시키지 않아도 더 움직이려 하고 운동이 재미있다는 말을 그제야 이해하게 된다. 배부르기 전에 적당히 숟가락을 놓을 줄 알게 되고 소식이 습관화된다. 군것질도 별로 먹고 싶지 않다. 무엇보다 건강한 음식에 입맛이 맞춰져 배가 고파도 예전에 즐겨 먹던 라면, 치킨, 과자 같은 것이 아니라 신선한 채소나 따뜻한 한 끼 밥이 떠오른다. 정말 다이어트가 쉽다.

그러다 덜컥, 체중이나 몸매에 변화가 없는 시기가 찾아온다. 말로만 듣던 정체기다. 이때 다이어트 초기에 느꼈던 조바심이 찾아온다. 아직 뺄 살이 많이 남았는데, 여기서 멈추면 안 되는데 걱정이 앞선다. 지금까지 계획한 대로 먹고, 운동하고, 방법은 똑같은데 효과가 보이지 않으니 막막하다. 조금씩 과식을 하기 시작한다. 결과가 나타나지 않으니 운동도 소홀해지고 식이조절도 안 된다. 지금까지 해왔던 노력마저 물거품이 될 것 같아 덜컥 겁이 난다. 체중이 정체되는 이유는 크게 세 가지다.

휴식과 필수 영양의 부족

다이어트를 하다 보면 쉽게 간과하는 것이 휴식이다. '다이어트=식이+운동'이라는 공식 때문에 상대적으로 휴식의 중요성은 잘 다루지 않지만 사실 다이어트의 필수조건 중 하나가 충분한 잠과 휴식이다.

운동은 근육에 상처를 내고 근육이 아무는 과정에서 더욱 튼튼해진다. 그런데 피로 물질이 쌓인 근육이 잘 아물기 위해서는 제대로 쉴 수 있도록 만들어야 한다. 운동할 때 근육이 생긴다고 오해할 수 있지만, 사실 우리의 근육은 운동하지 않는 시간에 생성된다. 심지어 자는 도중에도 우리는 에너지를 소비하고 근육을 만든다.

휴식이 부족하면 운동을 해도 피로하기만 하고 컨디션만 나빠질 뿐 살은 빠지지 않는다. 또 필수 영양소가 너무 부족해도 살이 빠지지 않는다. 우리 몸은 휴식과 영양이 부족하면 생존

이 위험하다고 인식하고 가지고 있는 지방을 최대한 축적하려
는 모드로 전환한다.

근육량 증가

체중은 변화가 없지만 우리 몸에서는 큰 변화가 이루어지는
상태일 수 있다. 체지방은 줄고 근육량이 늘어나기 때문에 체
중 변화가 없거나 오히려 증가할 수 있다. 하지만 사이즈가 조
금씩 줄어들고 있다면 근육량이 증가하고 있다고 볼 수 있다.

세트 포인트 작동

세트 포인트는 '체중 조절점'이라고도 부른다. 세트 포인트
가 존재하는 이유는 인간이 적응의 동물이기 때문이다. 인간은
안정적인 생존 상태를 만들기 위해 끊임없이 외부 환경에 맞춰
적응한다. 체중도 마찬가지다. 다이어트를 하면 새롭게 주어지
는 에너지 소모량과 섭취량에 맞춰 체중을 떨어트리지만, 매일
똑같은 운동을 하고 똑같은 식단을 먹는 기간이 지속되면 그 상
태를 기억하고 적응하게 된다. 이때는 많이 먹어도 체중 변화
가 없고, 적게 먹으며 열심히 운동해도 체중이 변하지 않는 답
답한 시기다. 이러한 세트 포인트가 찾아오는 빈도는 사람마다
다르지만 짧게는 3개월, 길게는 1~2년 정도 걸린다.

정체기 극복 방법

정체기를 극복하기 위해 제일 필요한건 담대한 마음가짐이다. 허무하지만 사실이다. 그래서 다이어트를 유지하는 것은 심리의 문제라고 한 것이다. 눈으로 확인할 수 있는 변화와 상관없이 내 갈 길을 간다는 마음으로 건강한 식단과 운동 습관을 수련하는 수밖에 없다. 그럼에도 이 시기를 좀 더 수월하게 보내는 몇 가지 방법을 소개해 본다.

몸과 마음에 힐링 주기

세트 포인트의 기능을 역이용해서 먹고 싶은 음식도 먹고 운동도 1~3일 정도 쉬었다가 다시 시작해 보자. 오랜 마라톤 같은 다이어트로 지친 내 몸에 휴식을 주는 것이다. 내 몸에 설정된 세트 포인트 덕분에 체중에는 큰 변동이 생기지 않는다.

운동 종류 바꾸기

항상 하는 운동에 적응했기 때문에 운동의 종목을 바꿔보는 것도 도움이 된다. 홈트레이닝을 했다면 조깅이나 웨이트 트레이닝을 시작하는 것이다. 매번 하던 운동이 자극하는 부위가 아닌 새로운 부위의 근육을 새로운 방식으로 단련하면 더 많은 에너지를 소모할 수 있다.

쉽게 얻는 것은 쉽게 잃는 법. 우리가 매일 보는 사진의 몸매들도 타고난 것이 아니라 몇 년에 걸쳐 꾸준히 만들어진 것을 잊지 말자. 미우나 고우나 어차피 평생 해야 할 다이어트, 조금은 여유를 갖고 대범하게 정체기를 대한다면 반드시 내 안의 가능성을 깨울 수 있다.

사회에서
다이어터로 살아남기

-

다이어트를 하면서 이런 말을 들은 적이 있다.

"너는 셀룰라이트가 많으니 짧은 바지는 살을 빼고 입어. 그거 환경 공해다."

누구나 한 번쯤은 이런 상처받는 말이나 외모 평가를 들어본 적이 있을 것이다. 외모 평가의 씁쓸한 점은, 친한 사람들에게 많이 당한다는 사실이다. 가족, 친척들처럼 나와 가장 가깝고 나를 아껴주길 기대하는 사람에게서 나를 비방하는 이야기를 들으면 몇 배의 상처가 된다. 그 사람들에게 따져 물어도 "다 너 잘되라고, 너 예뻐지라고 하는 소리다. 너 나중에 살 빼면 내 덕분이다"라는 알다가도 모를 소리를 하기 때문에 한 귀로 듣고 한 귀로 흘려버리는 것이 상책. 대꾸할 말이 없어서가 아니라 타인의 몸을 마음껏 재단하고 평가하는 그 가벼움에, 그 폭력성에 말문이 막혀 버릴 때도 있다.

그럴 때는 기억하자. 내가 예뻐지고 건강해지면 제일 기뻐할 사람은 그 사람들이 아니라 바로 '나 자신'이라는 것을 말이다. 사람들은 남의 인생에 관심이 없다. 혹시 상처 되는 말을 마음속에 담아 두고서 다이어트를 결심했다면 훌훌 털어 버리자. 다이어트는 나를 위한 선물이다. 남에게 보이기 위한 몸부림이 되는 순간 스트레스가 되고 다이어트를 성공한 후에도 허무함만 남을 뿐이다.

I DON'T CARE !
딴지의 말로부터 내 멘탈 보호하기

다이어트를 하는 것이 부끄럽다거나, 다이어트에 실패했을 때 쏟아질 말이 두려울 수도 있다. 게다가 아무리 애를 써도 우리를 김빠지게 하는 주변 사람들의 딴지도 분명 들릴 것이다. 그래서 사람들이 눈치채지 못하게 다이어트를 하고, 어느 순간 짠, 하고 날씬해진 모습을 보여 주고 싶은 마음도 생길 것이다. 하지만 다이어트에 딴지를 거는 말 대부분은 내 건강에 관심도 없고 신경도 쓰지 않으면서 질투심에 던진 말일 가능성이 높다. 나 자신 외에는 그 누구도 '건강한 아름다움을 위한 나의 노력'에 대해 왈가왈부할 수 없다는 것을 기억하자.

"코끼리를 봐라. 채소도 그렇게 많이 먹으면 살쪄."
"넌 통통한 게 잘 어울려. 그만 빼도 돼."
"그렇게 유난 떤다고 얼마나 빠질 것 같아?"
"자, 이거 한입만 먹어봐, 진짜 맛있어."
"맨날 살 뺀다 뺀다 하면서 어차피 이번에도 안 뺄 거잖아."
"운동 너무 자주 하는 거 아니야? 걱정 돼서 그래."

"왜 너만 그렇게 까다로워? 다른 애들은 치킨도 먹으면서 빼."

"드레싱 없이 샐러드를 어떻게 먹어?"

"이것까지만 먹고 운동하면 돼."

"이렇게 싱거운 것만 먹고 어떻게 살아? 안 질려?"

"풀떼기가 무슨 음식이야?"

"그렇게 챙겨 먹느니 그냥 굶는 게 효율적이겠다."

"무슨 틈새 운동이야. 유난 떨지 말고 날 잡아서 세게 운동하는 게 낫지."

다이어트는 혼자만의 싸움이 아니다

다이어트에 번번이 실패하는 사람들에게는 '의지박약'이라는 딱지가 따라다닌다. 하지만 그 사람들이 정말 무절제하고 자기 관리를 못하는지 생각해 보자. 외모와 상관없이 자신의 일이나 학업에 있어서 열정적이고, 본인이 좋아하는 일도 무척 재밌게 하는 사람들은 얼마든지 있다. 사회생활과 다이어트를 병행하는 것은 정말 힘든 과제이기에 다이어트 실패를 개인의 의지 문제로 치부할 수는 없다. 야근, 회식, 친구의 생일, 애인과의 기념일 등 사회생활을 위해 나의 의지와는 무관하게 순응해야 하는 상황들이 얼마나 많은지 생각해 본다면 누구도 "넌 의지박약이라서 살을 못 빼는 거야!"라고 말할 자격은 없다.

개인에게 선택권이 주어지지 않는 '사회'라는 정글 속에서, 사회생활도 잘하면서 똑 부러지는 다이어터로 살아남을 수 있는 팁을 찾아보자.

다이어트는 내 의지만의 문제가 아니기에 의지만큼 주변 사람들의 협조가 중요하다. 부모님과 남자 친구, 직장 상사와 친한 친구들을 나의 다이어트 계획의 조력자로 끌어들여야 한다. 간혹 다이어트를 결심하면 극단적으로 사회와의 단절을 선언하고 혼자만의 동굴로 들어가는 사람들도 있다. 그러나 다이어트는 자신을 한계로 내몰아서 싸워이겨 내야 하는 것이 아니다. 나 혼자서 감당해야 할 필요도 없다. 다이어트는 평생 꾸준히 하는 마라톤인데, 그렇게 해서는 오래 달리지 못하고 금방 지쳐 버릴 것이다. 내가 다이어트를 하고 있다고 주변 사람들에게 소문을 내고 도움과 지지를 받는 것이, 고독한 다이어트의 길을 걷는 것보다 훨씬 안정적이고 다이어트 성공률도 높다.

다이어트를 결심했다면 가장 먼저 주변에 소문을 내자. 습관적으로 "아, 살 빼야지, 나 다이어트할거야"라고 말하는 것이 아니라, 나의 결심이 담긴 다이어트 계획을 진지하게 알리고 도움을 청해서 힘든 일이 생겼을 때 적절한 조언과 도움을 받을 수 있는 든든한 다이어트 지원군을 양성하자.

그러다 다이어트를 하는 사람을 만난다면, 서로 다이어트 팁을 공유하면서 함께 의지를 다질 수 있다. 또 다이어트를 주변에 알리면 자신의 말에 대한 책임감도 생겨서, 혼자 다이어트를 결심하는 것보다 쉽게 포기하지 않는다.

주변 사람들을 지원군으로 만드는 데는 성공했지만 항상 나에게만 맞출 수는 없는 법. 또는 어쩔 수 없이 외부인과의 약속이 생겼는데 어떻게 해야 하나 고민될 때가 있다. 그럴 때 다이어트를 시작한 사람들이 자주 저지르는 자기합리화인 '그래, 이번 주말에는 약속이 있으니까 다이어트는 다음 주부터 하자'는 이제 그만! 다이어트는 오늘부터, 지금부터다. 오늘을 사수하지 못하면 내일도 시작하기 힘들다. 다음의 팁을 숙지해 두면 다이어트 계획을 지키는 데 매우 유리한 고지를 선점하게 될 것이다.

1. 약속 시간이나 약속 장소를 잡을 때 주도적으로 나선다. 저녁 시간보다 브런치나 점심 모임이 되도록 분위기를 잡는다.

2. 약속을 잡을 때 최대한 건강한 맛집을 추천한다. 저염식 식당이나 맛있는 제철 요리가 나오는 곳이 좋다.

3. 신선한 채소 한 가지 이상을 먹을 수 있는 곳이면 좋다. 삼겹살을 먹는다면 상추를 사수하고 이탈리안 레스토랑에서는 샐러드 한 가지를 사수할 것!

4. 다이어트 중에 절대 먹으면 안 될 것 같은 음식을 앞에 두었다면 건강상의 이유로 식단을 제한하고 있다고 양해를 구한다.

5. 음식에 집중하기보다 의식적으로 이야기에 더 집중하려고 한다. 그래도 자신을 못 믿겠다면 약속 전에 견과류나 샐러드로 배를 채우고 가면 양 조절이 더욱 쉬워진다.

6. 어쩔 수 없이 술자리에 가야 한다면 술은 천천히 조금씩 마시면서 분위기를

깨지 않되 안주 한 접시는 두부나 과일, 숙주 등의 저칼로리 음식으로 주문한다.

다이어트 중이라도 피할 수 없는 외식 대처법

평소 우리가 자주 가는 식당에도 다이어트에 좋은 메뉴들이 있다. 어디를 가든 건강한 음식을 선택할 여지는 있으니, 걱정 말고 사람들과의 모임을 즐기는 다이어터가 되어 보자.

분식집

불멸의 김(밥)떡(볶이)순(대) 세트와 라면, 쫄면, 튀김 등 살찌는 정제 밀가루와 튀김 음식의 천국인 분식집. 다행히 분식집에도 다양한 영양소를 풍부하게 갖춘 비빔밥 메뉴가 있다. 비빔밥을 더 건강하게 먹고 싶다면, 주문할 때 흰 쌀밥을 반 정도 덜어 내고 대신 채소를 더 달라고 해보자. 고추장은 따로 달라고 해서 간을 조절해서 먹자. 고추장 범벅일 때는 비빔밥 맛인지 고추장 맛인지 알 수 없지만, 고추장을 덜어 내면 비빔밥 본연의 맛을 느낄 수 있다. 게다가 나물에 기본 간이 다 되어 있으니 고추장을 넣지 않아도 꽤 짭짤하다는 것을 알게 될 것이다.

일식집

일식은 다이어터들이 쉽게 방심하는 음식이다. 비교적 기름지지 않고 담백하게 느껴지는 메뉴들이 많아 서양에서는 일식을 건강 메뉴로 인식하고 있다. 하지만 초밥은 밥을 꾹꾹 눌러서 만든 것이기 때문에 생각보다 밥이 많이 들어간다. 또한 기름, 식초, 설탕, 소금 등 양념이 들어가고, 생선도 종류에 따라 간이 되어 있기 때문에 간장까지 많이 찍지 않도록 주의하자. 다이어터에게 추천하는 일식집 메뉴는 스시 샐러드와 회덮밥이다. 회덮밥은 비빔밥처럼 밥을 반 정도 덜고 먹자. 둘 다 드레싱은 따로 시켜서 조절하자.

중국집

중식은 볶고 튀기는 등 기름진 음식이 대부분이라 적당한 메뉴를 고르기가 쉽지 않다. 짬뽕을 시켜서 국물을 먹지 말아야지 생각하지만 면발 자체에도 국물 못지 않게 나트륨이 많다는 사실. 그래도 면 요리 중에 골라야 한다면 우동이나 굴짬뽕 등의 맑은 국물을 선택하자. 면보다 채소와 해산물을 건져 먹고 배를 채우면, 면을 조금 덜 먹을 수 있다. 메인 요리를 주문한다면 갖가지 채소뿐만 아니라 해산물, 육류를 골고루 담백하게 먹을 수 있는 양장피를 주문해 보자.

고깃집

돼지고기, 소고기에서 지방을 걷어 내면 닭 가슴살보다 훌륭한 단백질 공급원이 될 수 있으므로 고깃집에서 채소만 먹지 말고 과식하지 않도록 주의하면서 고기를 같이 즐겨 보자. 단, 불고기처럼 양념이 된 고기가 아니라 생고기를, 삼겹살보다 안심, 등심, 앞다리살, 뒷다리살처럼 지방이 적은 부위를 선택하자. 양념장, 파채, 김치, 쌈무 같은 짠 음식은 가능한 줄이고 담백한 고기 자체의 맛을 즐겨 보자. 고기를 먹고 나서 밥, 냉면을 시키는 것은 금물! 먹고 싶은 음식이 많겠지만 한 끼에 한 가지씩만 먹는 것은 다이어터가 잊지 말아야 할 절제의 미덕이다.

20kg을 감량하고 7년 동안 유지한 습관 BEST 5

1. 아침 식사는 반드시 챙겨 먹는다.

아침은 가장 중요하고 필수적인 열량 섭취 시간이다. 아침을 거르고 점심을 먹으면 갑자기 들어온 음식 때문에 혈당이 빠르게 올라간다. 아침을 안 먹은 날에는 굳이 안 먹어도 되는 것까지 집어 먹거나, 디저트를 먹고 싶거나, 점심을 먹고 나서도 괜히 단 음식이 생각나기도 한다. 그러니 아침에는 바나나 한 개라도 꼭 챙겨 먹자.

2. 스트레스를 음식으로 풀지 않는다.

스트레스를 받으면 고칼로리의 맛있는 음식들을 찾게 되고, 먹고 나면 베타엔돌핀이 나와 일시적으로 기분을 좋게 만들어 준다. 하지만 이 베타엔돌핀은 중독성이 있어 마약처럼 계속해서 음식을 찾게 만든다. 식욕을 절제하는 가장 좋은 방법은 '강한 정신력'이 아니라 음식에 대한 관심사를 다른 곳으로 돌릴 수 있는 활동적인 스케줄이다. 음식 대신 나만의 여가나 업무에 집중하는 능력을 길러 보자.

3. 주말, 휴일, 명절에도 변함없는 생활 습관을 가진다.

주말, 휴일, 명절이 되면 식욕이 폭발할 때가 있다. 이런 일이 생기지 않도록 운동이나 식습관을 평생의 일이라 생각하고 나의 일부로 만들어 버리자. 그러면 특별한 날이 와도 식사량을 조절하기가 훨씬 쉬워진다.

하루에 한 끼(점심) 정도는 먹고 싶은 음식을 적당히 먹으면 식욕 폭발을 방지할 수 있다.

4. 몸에 붙는 옷을 가끔 입어 준다.

몸매가 드러나는 옷을 입으면 나도 모르게 긴장을 유지하게 된다. 하지만 너무 타이트한 옷을 입으면 혈액순환에 좋지 않으니 몸에 붙는 옷과 꽉 끼는 옷은 구분해 주자.

5. 나의 예전 사진을 간직한다.

나의 '흑역사' 사진을 가까이 두며 의지를 다잡자. 가장 큰 다이어트 자극은 나의 습관 성형 전의 사진이다. 기억하고 싶지 않다고 과거의 모습을 외면하면, 내가 얼마나 노력했는지도 까맣게 잊어버리게 된다.

부정적인 생각에서 빠져나오는 법 :

마음 문법 바꾸기

우리 마음은 부정적인 생각을 한 번 하기 시작하면
계속 꼬리에 꼬리를 물고 부정적인 생각의 나락 속에
갇혀 버리는 경향이 있다.
이때 우리 마음이 좋아하는 문법이 있는데
바로 '난 왜 항상?'이라는 문법이다.

'난 왜 항상 이 모양일까?'
'난 왜 항상 후회할 걸 알면서도 폭식을 할까?'
'난 왜 항상 남의 꼬임에 넘어갈까?'
'난 왜 항상 운동을 빼 먹을까?' 등

스스로의 행동에 부정적 일반화를 하면서 낙인을 찍는
전형적인 인지왜곡의 결과다.
이 마음 문법을 바꿔 주면 부정적 생각의 꼬리를 자를 수 있다.
'아, 내가 지금 ~이구나'로 바꿔 보는 것이다.

이렇게 바꿔 놓으면
현재 상황을 긍정도 부정도 아닌
객관적인 시선으로 한 발짝 떨어져서 볼 수 있게 되고,
부정적인 생각의 나락에서 빠져나올 수 있다.

책을 마무리하며

 나의 꿈은 모든 여성들에게 잠재되어 있는 아름다운 모습을 이끌어 내는 것이다. 이 책은 그 꿈의 서막에 불과하다.

 한국의 다이어트 패러다임을 바꾸겠다는 비전을 품고 다노를 창업한 지 3년이 훌쩍 넘었음에도 세상에는 여전히 건강을 망치는 수많은 잘못된 다이어트 정보가 범람하고 있다. 다양한 체형을 고려하지 않고 획일적 미의 기준을 내세우는 광고의 부작용으로 많은 여성들의 자존감은 추락했다. 각자가 타고난 고유의 매력은 잊힌 채 아름다움과 건강을 오히려 갉아먹는 잘못된 다이어트 방법들이 성행하고 있다.

 그럼에도 '건강하고 지속 가능한 자기관리법'을 세상에 알리려는 우리의 노력은 현재진행형이다. 여성들이 타고난 신체 특성과 생활 패턴에 맞는 자신만의 관리법을 터득하고 고유의 아름다움을 발견하도록 도와주는 것, 그리고 그것을 꾸준히 발전시킬 수 있도록 응원해 주는 것. 그렇게 평생 실천할 수 있는 아름다운 '습관'을 만들어 주는 것. 이것이 우리가 제일 잘하는 일이고, 청춘을 투신하기에 충분히 가치 있는 일이라 믿기 때문이다.

당신의 건강하고 아름다운 인생은 〈습관 성형〉 책을 만난 이제부터 시작이다. 소문만 무성한 원푸드 다이어트, 연예인이 성공했지만 너무나 빈약한 식단, 약품에 의존하는 의뭉스러운 다이어트…. 습관 성형 다이어트를 제대로 알고 나면 이제 불확실한 다이어트에는 귀가 팔랑거리지 않을 것이다. 다이어트의 핵심은 몸을 다듬는 것이 아니라 마음을 다듬는 것이며, 내 자신이 몸에 대해 이해하고 사랑해야 다이어트를 오래 유지할 수 있다는 것을 우리는 이제 알고 있으니 말이다.

이 책에서 훈련한 습관을 하루아침에 모두 터득하는 것은 불가능하리라. 하지만 여러분들이 이것만은 기억해 주길 바란다. 행복은 체중계 위 숫자에서 나오는 것이 아니라, 자신에 대한 이해를 바탕으로 스스로 일궈낸 당당한 몸과 마음에서 나온다는 것을, 누구나 고유의 아름다움을 갖고 태어나며, 언제든지 노력으로 그것을 발전시킬 수 있다는 것을, 땀 흘려 얻은 것은 우리를 쉽게 배신하지 않는다는 것을, 습관 성형을 통해 누구든, 어떻게 살아왔든, 더 건강하고, 아름답고, 자유로워질 수 있다는 것을, 그리고 오늘, 당신은 어제보다 더 나은 사람이 될 수 있다는 것을 말이다.

다이어터 여러분, 모두 힘을 내시기를.
그리고 나의 진정한 모습을 찾아가는 멋진 여정에 동참하시기를.
나는 언제나 당신을 응원할 것이다.

SUCCESS STORY

습관 성형 다이어트를 통해
몸이 변하고 삶이 바뀐 생생한 후기 !

윤진 100kg > 50kg

　저는 습관 성형을 통해 100kg에서 반을 감량할 정도로 드라마틱한 변화를 경험했어요. 학창 시절, 대한민국의 많은 학생들처럼 공부만 하면서 살이 많이 쪘고 금요일마다 치킨을 혼자서 다 먹을 정도로 식탐과 식욕도 엄청났어요. 하지만 그때도 심각함을 몰랐어요. 고3 추석 때 마지막으로 잰 몸무게가 99kg이었고 충격을 받기는 했지만 계속해서 먹었으니 아마 살은 더 쪘겠지요.

　그러다 몸무게를 이기지 못하고 허리 디스크가 생겼고 건강을 위해서라도 달라져야 한다는 생각을 어렴풋이 하게 되었어요. 논술 시험이 끝나자마자 운동을 시작했습니다. 단순히 건강을 위해서요. 움직이는 게 너무 힘들었고 무거운 느낌이 답답했거든요. 2년 동안 다이어트를 지속했고 50kg 정도를 감량

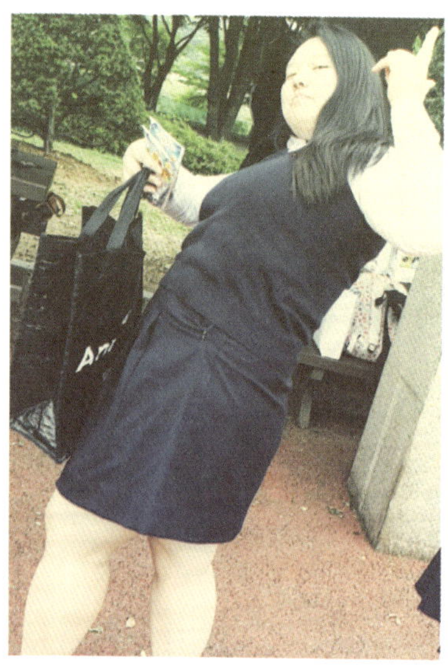
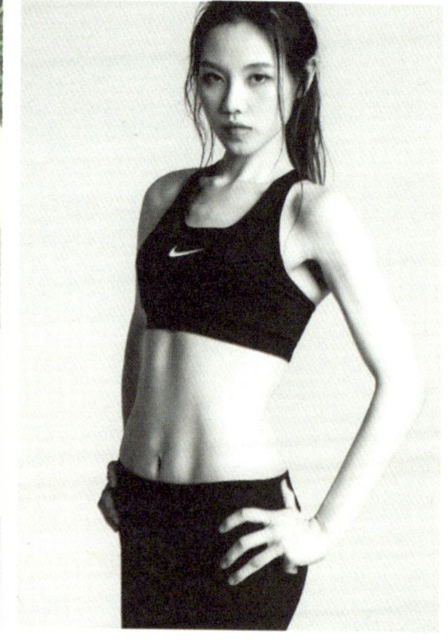

하고 건강한 삶을 만들어 가고 있어요. 특히 옛날과 달라진 것은 움직이는 정도예요. 예전에는 움직이는 걸 싫어해서 바퀴 달린 의자에 앉아서 발로 밀면서 돌아다닐 정도였는데 다이어트를 시작하면서 평소에 많이 움직이려고 노력해요. 누가 심부름을 시키면 자처해서 나가고 귀찮더라도 밖을 돌아다녀요. 하루에 1시간 반씩 산책을 하거나 저녁에 심심하면 나가서 공원을 걷고 마트도 구경하고 길거리 구경도 하면서 가볍게 돌아다녀요.

다이어트를 통해 얻은 가장 중요한 것은 자신에 대한 확신과 다이어트에 대한 가치관의 변화입니다. '세상에 못하는 것은 없다. 해낼 수 있지만 단지 방법을 모르거나 헤매고 있는 중이다'라고 생각해요. 이 생각이 바탕이 되니 무엇이든 시도하고자 하는 마음과 열심히 살려는 마음이 생겼고 그 마음은 삶의 큰 원동력이 되었습니다. 또한 다이어트에 대한 가치관이 바뀌었어요. 처음에는 아름다운 몸매와 가벼운 몸무게를 위해 다이어트를 한다고 생각했지만 모든 사람들의 몸매는 아름답고 몸무게는 경중을 따질 수 없는 것이라고 생각하게 되었어요. 저는 자신의 건강을 위해 운동을 하고 몸을 위해 좋은 음식을 먹는다면 그게 다이어트라고 생각해요. 다이어트는 자신을 사랑해 주는 하나의 방법이라고 생각해요. 꾸준히 저를 사랑해주려고 합니다.

다이어트는 평생이라는 말이 있죠. 예전에는 정말 지옥 같은 말이라고 생각했는데 지금은 공감 가는 말이에요. 건강하고 행복하게 움직이고 먹는 게 다이어트니까요. 저는 2년 동안 50kg 정도를 감량했어요. 평균적으로 한 달에 2kg씩 감량한 것이에요. "한 달에 5kg 감량하기!", "한 달에 10kg 감량하기!"라는 목표보다 "건강하게 나를 사랑하자!"라는 목표를 세워보면 어떨까요? 천천히 꾸준하게 함께해요!

이수진 59kg>>50kg

저는 키가 172cm에, 뼈대가 큰 편이라 옷을 선택하기도 힘들고 몸이 부한 느낌이었어요. 초등학교 6학년 때 키가 164cm, 몸무게가 55kg이었는데 지나가는 두 사람이 저를 보고 "쟤는 초등학생인데 키가 왜 저렇게 커? 덩치는 왜 저렇게 커?"라고 수근거린 적이 있었어요. 그때의 기억이 상처로 남아서 '난 왜 몸도 크고 얼굴도 크고 평범하지 않을까' 생각하며 기나긴 다이어트를 시작하게 되었어요. 여러 가지 운동을 했지만 작심삼일로 끝났고 늘 떡볶이, 국수, 라면 등을 입에 달고 살았어요. 특히 떡볶이를 너무 좋아해서 세 끼를 떡볶이로 먹을 정도였어요. 덕분에 허벅지나 겨드랑이, 팔뚝에 살이 많았어요. 발목과 팔목은 얇은 편이어서 마음 한구석에는 '그래도 이 정도면 날씬한 것 같아'라고 생각하면서 입으로만 다이어트를 말했던 것 같아요

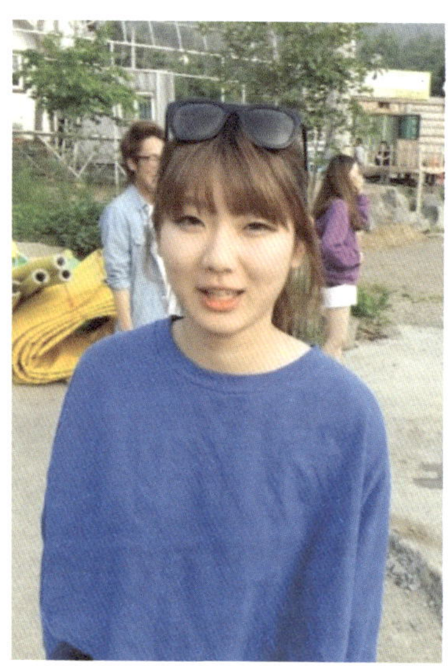
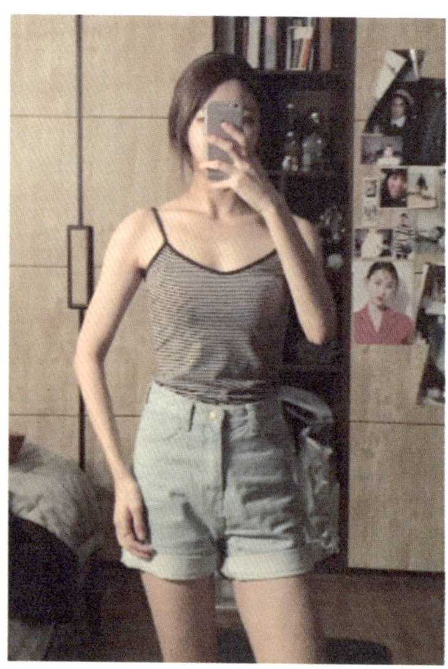

　재수를 해서 대학교에 들어갔고 힘든 재수 생활을 보상받기 위해 일주일에 다섯 번은 술을 마시고 남자친구와 데이트를 하며 맛있는 음식을 먹으며 살이 더 쪘어요. 55kg이 56kg이 되고 59kg이 되어도 나 정도면 날씬하지 하면서 그냥 살았어요. 그러다 어느 날 60kg이라는 숫자를 보면서 정말 살을 빼야겠다고 다짐하게 되었습니다.

　오랜 시간 말로만 다이어트를 하고 몇 년 동안 변화가 없었으니 단기간에 빨리 빼야겠다고 생각하지 않고 스트레스 받지 말고 길게 보자고 계획했어요. 운동은 이것저것 찾아보고 실천하면서 나에게 맞는 운동을 탐색했어요. 운동 하나를 제대로 해보자고 결심하고, 발레를 배우며 살이 쪽 빠진 친구를 보며 무작정 친구 집에서 얹혀 살면서 전 재산의 반을 투자해서 발레를 배웠어요.

　그렇게 꾸준히 하게 된 운동이 어느 정도 습관으로 자리 잡은 후에는 식단에도 관심이 생겼어요. 단맛, 짠맛, 밀가루 음식을 좋아하던 사람이고 자취를 하던 학생이었으니 항상 외식을 했어요. 그러다 몇 번 집에서 음식을 만들어 먹었는데 생각보다 많은 조미료를 넣었는데도 맛이 나지 않는 것을 보면서 밖에서 먹는 음식들은 얼마나 많은 조미료가 들어가는 건지 의문이 생겼어요.

　또한 음식을 하기 위해 한 번 두르는 기름이 무려 100칼로리라는 사실에 충격을 받고 집에서 건강하게 밥을 해먹는 습관이 생겼어요. 덜 짜게, 덜 달게, 조금 더 천천히라고 생각하니 건강한 식단에 거부감이 없어지고 건강식품을 찾아보고 공부하는 습관도 생겼어요. 물론 바쁠 때는 밖에서 사 먹기도 하지만 늘 머릿속에 천천히 즐기면서 먹자는 생각과 하나를 먹더라도 건강하게 먹고 한 번 덜 먹자는 생각을 하게 되었어요.

　사실 제일 힘들었던 건 살을 빼는 그 자체보다는 주변인들의 시선이었어요. "쟤는 또 저러네", "언제까지 하나 보자", "하라는 디자인은 안하고 다이어트나 하고 있네"라는 곱지 않은 시선들이 의지를 무너뜨리는 것 같았어요. 다이어트 인스타그램을 하면서도 타인의 냉정한 시선은 늘 저를 움츠리게 했고요. 하지만 꾸준한 실천을 통해 내가 잠깐하고 그만둘 다이어트를 하는 게 아니라 평생 가져갈 습관을 만들고 있다는 것을 타인에게 증명할 수 있다면 그런 시선들은 중요하지 않기 때문에 오히려 그런 시선을 자극제로 생각하고 당당해지기 위해 더 노력했던 것 같아요.

습관을 바꾸니 삶을 대하는 태도가 달라졌어요. 항상 결심을 실행하지 못하고 이루고 싶은 것을 머릿속에서 상상만 할 뿐이었는데 모두가 힘들다고 말하는 다이어트를 성공하니 자신을 인정하게 되면서 자존감도 높아지고 삶을 대하는 태도가 달라졌어요.

습관을 바꾸는 것은 정말 어렵지만 단순히 생각하면 쉬워요. 딱 20일만 참아보자는 마음으로 시작했던 다이어트가 어느새 저에게는 일상이 되었고 삶이 되었습니다. 물론 그 20일 동안은 기존의 습관 때문에 힘들겠지만 제대로 마음을 다잡고 꾸준하게 실천하면 자연스럽게 몸에 배고 습관이 돼요. 마지막이라는 생각으로 도전한다면 가장 아름다운 지금의 순간을 잃지 않기 위해 주위에서 시키지 않아도 건강한 식습관과 운동 습관이 몸에 스며들 거예요.

저는 먹는 것을 무척 좋아했어요. 맛있는 음식을 먹기 위해 산다고 할 정도 였지요. 가리는 음식도 없고 많이 먹기도 해요. 먹는 것에 비해 살이 안 찌는 체질이라고 생각했기 때문에 살을 빼는 것보다 '맛있는 것을 잘 먹으면서 이 대로 행복하게 살자'라는 생각을 가지고 있었어요.

유학 생활을 하다가 해외에서 직장을 잡게 되자 본격적으로 먹는 걸로 스 트레스를 풀기 시작했어요. 주말에 기숙사 밖을 나가면 외로움을 대체하기 위 해 피자, 치킨, 빵 등 기름진 음식을 먹고 마트에서 장을 보면서 초콜릿, 과자 를 잔뜩 샀어요. 냉장고를 간식으로 채우지 않으면 불안을 느낄 정도였어요.

먹는 것으로 스트레스를 푸는 게 반복되니 몸무게는 79kg을 찍었고 한국에

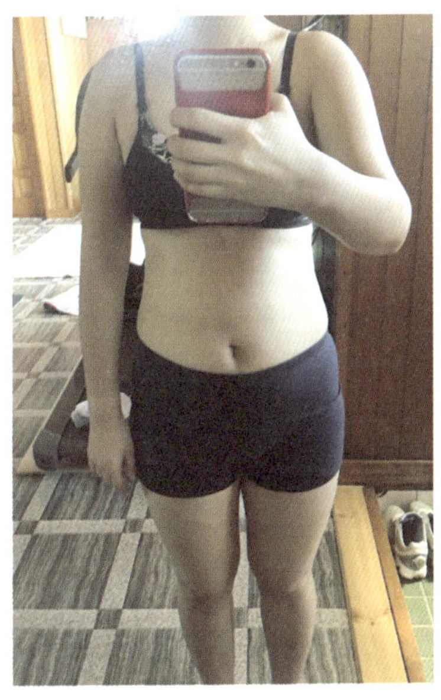
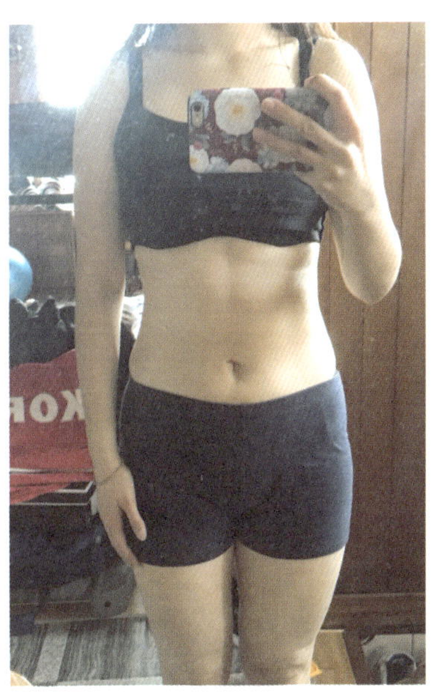

돌아온 후에는 "왜 이렇게 살이 많이 쪘어?"라는 말을 듣고 말았어요. 기분 전환을 위해 미용실을 찾았지만 거울 앞의 제 모습을 보고 충격을 받았어요. 키가 170cm이지만 살이 쪄서 다리는 더 짧아 보이고 얼굴은 크고, 너무나 충격적이었어요. 그때 본격적으로 다이어트를 결심하게 되었습니다.

처음에는 온라인에서 운동 영상을 찾아 보다가 다노TV를 알게 되었고, 자연스럽게 습관 성형을 시작하게 되었습니다. 첫 번째로 폭식과 군것질을 줄이기 위해 노력했어요. 폭식을 막기 위해 채소를 많이 먹는 습관을 가지려고 노력했어요. 그린 스무디를 만들어 먹고 샐러드도 먹고. 고기만 좋아했었는데 어느새 즐길 수 있는 채소의 개수가 늘어났어요. 이제는 일주일에 한 번씩 그린 스무디 재료를 사러 가는 것이 중요한 일과가 되었어요.

두 번째는 영양성분을 확인하는 습관이 생겼어요. 예전에는 먹고 싶으면 먹고, 배고프면 먹고, 아무 생각 없이 먹었어요. 그 음식이 어떤 성분으로 이루어졌는지 어떤 식품군인지는 중요하지 않았어요. 하지만 이제는 하나를 사도 성분을 보게 돼요. 초콜릿이 먹고 싶을 때는 당의 함량이나 지방의 함량을 보면 먹고 싶은 마음이 뚝 떨어져요. 열심히 운동하고 식단 조절한 것을 허무하게 만들 수는 없잖아요.

세 번째로 매일 운동하는 습관이 생겼어요. 하루라도 운동을 하지 않으면 몸이 뻣뻣하고 다음 날 운동이 오히려 더 힘들어졌어요. 정 운동하기 힘든 날에는 스트레칭이라도 꼭 해요.

예전부터 요리나 베이킹을 좋아했었는데, 케이크나 쿠키를 구워서 혼자 다 먹는 건 항상 있는 일이었어요. 단맛이 진한 베이킹을 좋아했었는데 습관이 바뀐 후로는 건강한 요리를 만들고 있어요. 지금은 로푸드(Rawfood) 지도자 자격증을 준비하고 채식 베이킹을 배우고 있어요. 건강한 습관이 생활을 완전히 바꿔 놓았어요.

습관은 쉽게 변하지 않아요. 하지만 변하지 않는 건 아니에요. 시간이 필요할 뿐이라고 생각해요. 지금까지 살아온 습관이 있으니까요. 하지만 앞으로 살아갈 날을 생각하면 얼마든지 도전할 수 있는 시간이에요. 그러니 조급해하지 말고 조금씩 천천히 바꾸려는 노력을 시작했으면 좋겠어요.

'더 좋은 나를 위해, 더 좋은 날을 위해'라는 말을 항상 생각하며 남에게 보이기 위한 것이 아니라 나의 발전을 위해, 나를 사랑하기 위해 다이어트를 하고 있어요. 단순히 살을 빼는 일이 아니라 나의 무한한 가능성을 보여 준 일이기도 해요. 이 과정에서 무엇보다 중요한 건 할 수 있다는 믿음이에요. 다른 사람들도 습관의 힘을 믿고 시간을 들여, 다부진 마음으로 습관 성형을 했으면 좋겠어요. 그러다 보면 더 좋은 나를, 더 좋은 날을 발견하게 될 거예요.

키 168cm에 몸무게는 65kg이었던 이전의 저는 복부 지방이 제일 큰 고민이었어요. 자극적인 음식을 좋아하고 식사 시간은 불규칙하고 움직임은 적고 항상 피곤한 상태라 사고 방식도 부정적이고 어떤 다이어트도 하지 않는 상태였어요. 그러다 부정적인 생각으로 무너진 식습관과 정신 건강을 바꿔보고자 다이어트를 시작하게 되었어요.

다이어트를 시작하면서 제일 먼저 바꾼 습관은 하루 세 번의 규칙적인 식

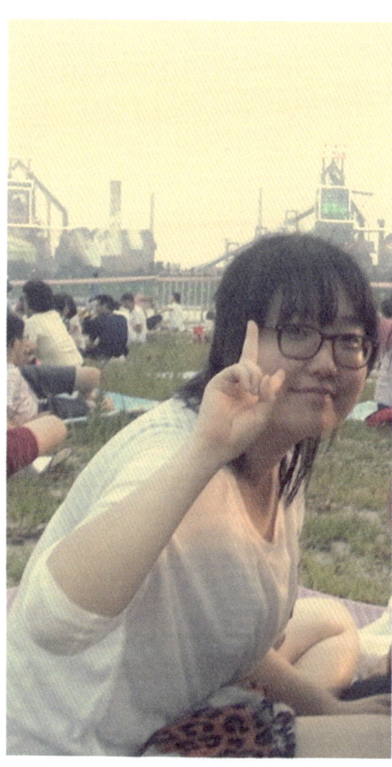
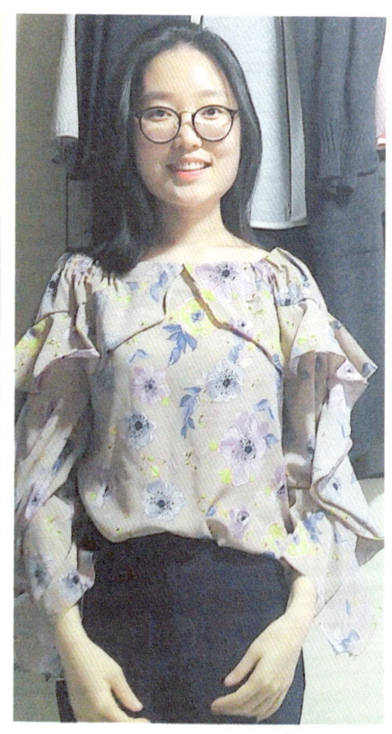

사, 포만감은 80%로 적당하게, 운동 전후에 스트레칭, 버스에 타면 바른 자세로 서서 가기였어요. 그리고 이 습관을 지킬 때마다 스스로 칭찬하기 등의 습관을 새로 만들었어요.

가장 신기한 것이 습관을 바꾸니 자신에 대한 호기심이 생기더라고요. 내 몸이 어떻게 하면 더 예뻐지고 사랑스러워질지 탐구하게 되었어요. 내 몸에 대한 건 누군가가 알려줄 수 있는 게 아니니 자신이 탐구해야 해요. 새삼 '내 몸의 주체는 나!'라는 걸 깨닫게 되었어요.

물론 운동과 식습관을 유지하면서도 마음이 흔들릴 때가 많았어요. 운동을 하고 싶은 날보다 하고 싶지 않은 날이 더 많았어요. 그럴 때마다 항상 기억하던 말이 있어요. '너는 네가 생각하는 것보다 더 대단한 사람이야'라고요. 아무리 좋은 습관이라도 어떤 마음으로 하느냐에 따라서 달라져요. 다이어트는 자신만의 속도가 있으니 재촉하면 오히려 벅찰 수 있어요. 내가 행복하려고 하는 일에 나 스스로 재촉하며 상처주지 않았으면 좋겠어요.

SUCCESS STORY. 5

이아영 53kg>>53kg

2015년의 저는 자신의 몸에 만족하며 단맛과 짠맛을 마음껏 즐기는 163cm에 52kg, 보통 체격을 가진 여대생이었어요. 다만 상체에 비해 하체에 살이 더 있었지만 크게 신경 쓰지 않았어요. 하지만 키에 맞게 옷을 구입하면 바지가 항상 작았고 늘 상체에 비해 큰 크기의 바지를 입다가 예쁜 옷을 입고 싶다는 생각에 다이어트를 시작하게 되었어요.

비싼 약을 먹거나 일주일 동안 레몬 물만 먹거나, 사과만 먹는 등 시중에 떠도는 다이어트를 섭렵하다 짧으면 한 시간 길게는 3일이면 무너지는 자신을 마주하게 되었어요. 현실과 동떨어진 다이어트였기 때문에 당연한 결과였죠. 우연히 다노를 만났고 자연스럽게 다이어트에는 습관이 중요하다는 걸

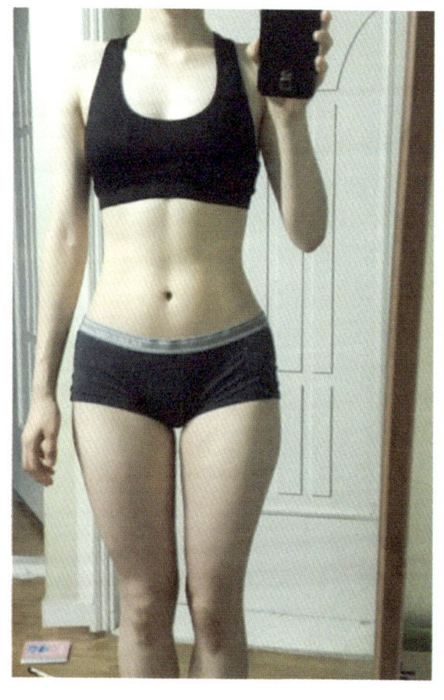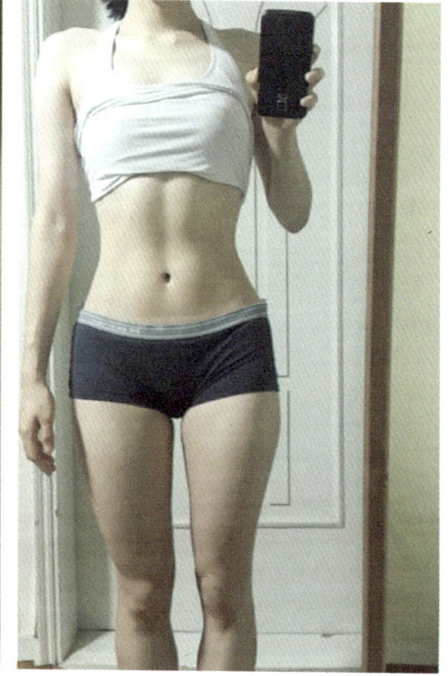

알게 되었어요.

그 후로 세 가지 습관을 만들어서 꼭 지켰어요. 수면과 수분, 단백질이에요. 6~8시간 정도 충분히 수면을 취했어요. 잠이 부족하면 몸은 영양분이 부족하다 생각해 과식과 폭식을 유발할 수 있어요. 습관 성형을 하면서 수면이 얼마나 중요한지 알게 되었답니다. 두 번째 수분. 우리 몸의 반 이상은 물로 되어 있을 뿐 아니라 물은 노폐물과 영양분을 운반하는 역할을 하고 있다는 걸 알고 틈날 때마다 레몬 물이나 차를 우려 마셨어요. 세 번째 단백질. 한끼를 먹더라도 단백질을 꼭 챙겨 먹었어요. 된장찌개의 두부, 비빔밥의 고기, 달걀 같은 걸요.

하지만 이 세 가지 습관이 몸에 밴 후에도 약속이 있거나 외식을 할 때는 힘들었어요. "이런 음식을 먹으면 살이 찔 텐데 약속을 취소해야 하나?"라는 생각이 들기도 했어요. 하지만 약속 장소를 꼭 고칼로리의 음식을 먹는 식당으로 잡을 필요가 있나요? 건강한 맛집 중에서 고칼로리 못지 않게 맛있는 음식을 파는 곳이 많다는 걸 알게 되면서 건강한 맛집 투어까지 즐길 수 있게 되었어요. 정 피할 수 없는 때는 삼겹살을 먹더라도 채소 하나를 더 먹고 살코기만 먹는 등의 방법을 통해 즐겁게 식사하는 법을 터득했어요.

그렇게 습관이 바뀌니 자존감이 높아졌어요. 내 몸을 위해 건강한 선택을 하고 선택에 대한 확신이 들면서 자존감이 높아지더라고요. 누군가 정해 놓은 게 아닌 저만의 미의 기준이 생기면서 더욱 자신을 사랑하게 되었어요. 몸뿐만 아니라 마음도 건강해지는 습관 성형에 도전해 보세요. 자신이 얼마나 긍정적인 변화를 이끌어 낼 수 있는 사람인지 알게 될 거예요!

조혜진 78kg>>59kg

저는 초등학교 6학년 때부터 이미 두부 다이어트를 했을 정도로 다양한 다이어트를 경험했어요. 원푸드 다이어트는 물론 1일1식, 디톡스, 한약 다이어트 등 지방 흡입을 제외하고 유명한 다이어트는 모두 해본 것 같아요. 하지만 결과는 폭식과 건강하지 않은 몸, 피곤함만 돌아올 뿐이었어요. 다이어트는 성공했지만 유지할 수가 없었어요. 15kg이 쪘다 빠졌다 하다가 임신과 출산 이후로는 70kg대에서 절대 내려가지 않았어요. 식단을 줄이면 허기져서 아이들과 놀아 주다가 간식을 먹게 되고, 시간을 내서 운동을 하러 가는 것도 아이들 때문에 할 수 없었어요. 그래서 마지막 보루로 습관 성형을 시작하게 되었어요. 남편이 장기 출장을 가면서 아이 두 명을 돌보는데 허리도 너무 아프

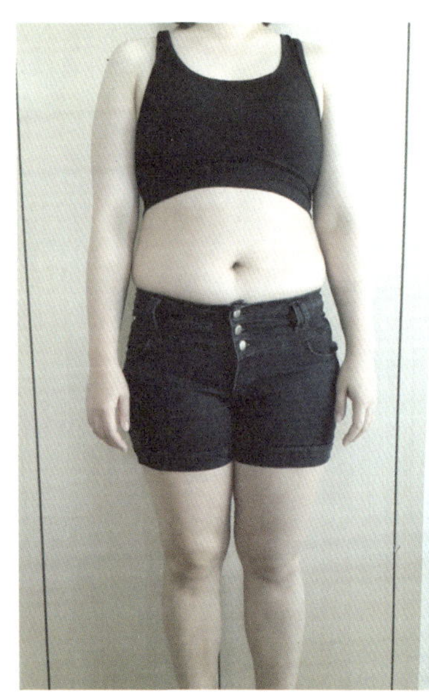
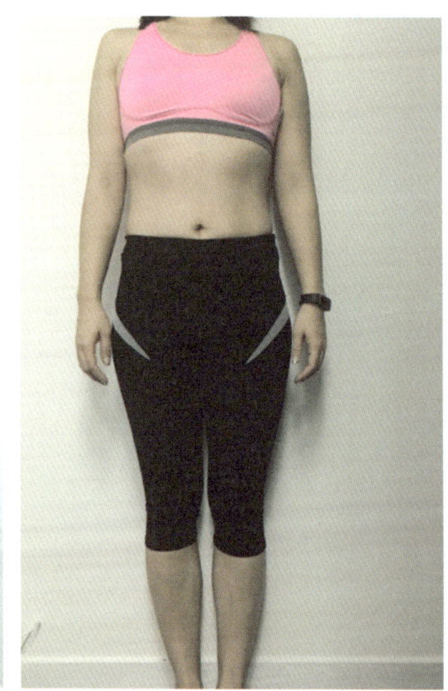

고 몸무게가 감당이 안 되어 습관 성형을 시작하고 정말 열심히 했어요. 아이 두 명을 돌보기 위해, 아프지 않기 위해서요. 그렇게 5개월 만에 18kg을 감량했어요.

여러 가지 습관을 만들었지만 그중에서도 식습관에 신경을 썼어요. 탄수화물은 적게 먹고 통밀이나 현미 같은 좋은 탄수화물 위주로 먹었어요. 단백질은 100g을 먹고 채소는 충분히 먹었어요. 또 습관적으로 물을 마시니 다이어트의 나쁜 친구인 변비가 없어지고 피부도 좋아졌어요. 무엇보다 아이들과 노는 것이 무척 행복해졌어요. 전에는 계속 살이 찌고 허리가 아파서 누워 있거나 기운이 없었는데, 이제는 기운 넘치게 두 아이와 몸으로 놀아주는 엄마가 되었어요.

비싼 돈을 들이거나 멀리 가서 운동할 필요가 없어요. 지금 당장 일어나서 움직이는 것부터 시작하세요. 아이 둘을 돌보는 저도 아이가 자는 밤에 운동을 하고 이렇게 유지하는 걸요. 누구나 성공할 것이라고 생각해요. 다이어트는 단기간에 끝나는 것이 아니라 평생 가지는 습관이에요. 모두가 습관을 바꾸고 다이어트를 성공하고 건강해지는 날까지, 파이팅입니다!

습관 성형

초판 1쇄 발행 2017년 5월 22일
초판 7쇄 발행 2018년 12월 24일

지은이 이지수

책임편집 김민영
디자인 신혜진
경영총괄 이선희

펴낸이 정동윤
펴낸곳 닐다
등록 2016년 2월 29일 제 25100-2016-000021호

주소 경기도 고양시 덕양구 삼송동 84-64 401호
전화 070-8161-8004
팩스 0303-3443-8004
이메일 nildapub@gmail.com
페이스북 https://www.facebook.com/nildabooks

ISBN 979-11-959782-1-2 13510

ⓒ 이지수, 2017